La dépression du post-partum

La dépression du post-partum

Guide à l'intention des fournisseurs de services sociaux et de santé de première ligne

Lori E. Ross, Ph.D.
Cindy-Lee Dennis, Inf. aut., Ph.D.
Emma Robertson Blackmore, Ph.D.
Donna E. Stewart, M.D., FRCPC

Assistance à la rédaction
et à la révision, June Engel, Ph.D.

camh
Centre for Addiction and Mental Health
Centre de toxicomanie et de santé mentale
TORONTO Public Health
Journey Support Services
University Health Network
best start meilleur départ

Catalogage avant publication de la Bibliothèque et Archives Canada
La dépression du post-partum: guide à l'intention des fournisseurs de services sociaux et de santé de première ligne/Lori E. Ross ... [et coll.].
Traduction de : Postpartum Depression
Comprend des références bibliographiques et un index
ISBN: 978-0-88868-516-2 (PRINT)
ISBN: 978-0-88868-670-1 (PDF)
ISBN: 978-0-88868-671-8 (HTML)
I. Dépression du post-partum. I. Ross, Lori Elizabeth, 1976
II. Centre de toxicomanie et de santé mentale.
RG852.P6614 2006 618.7'6
C2005-907789-1

Imprimé au Canada

Il se peut que cette publication soit disponible dans des supports de substitution. Pour tout renseignement sur les supports de substitution, sur d'autres publications de CAMH ou pour passer une commande, veuillez vous adresser aux Ventes et distribution :
Sans frais : 1 800 661-1111
À Toronto : 416 595-6059
Courriel : publications@camh.net

Site Web : www.camh.net

Cet ouvrage a été produit par les personnes suivantes:
ÉLABORATION: Julia Greenbaum, CAMH
RÉDACTION: Diana Ballon, CAMH; June Engel; Sharon Kirsch; Kelly Lamorie et Megan MacDonald
CONCEPTION GRAPHIQUE: Mara Korkola, MFA, CAMH
TIRAGE: Christine Harris, CAPPM, CAMH
MARKETING: Rosalicia Rondon, CAMH
TRADUCTION: Traductions à la page
COORDINATION DE LA TRADUCTION: Centre de ressources Meilleur départ
MISE EN PAGE: Gravity Design Inc.

2897 / 03-2008 / P5602

Available in English
Meilleur départ: Centre de ressources sur la maternité, les nouveau-nés et le développement des jeunes enfants de l'Ontario a fourni une contribution financière pour la version française.

Table des matières

Remerciements

ORGANISATIONS PARTENAIRES AYANT PRIS PART À LA PLANIFICATION DU PROJET ET À LA RÉVISION DES ÉBAUCHES

Centre de ressources Meilleur départ
Journey Support Services
Service de santé publique de Toronto
Réseau universitaire de santé, programme de la santé des femmes

RESPONSABLE DE PROJET DE CAMH

Julia Greenbaum, MA

ASSISTANCE À LA RÉDACTION ET À LA RÉVISION

June Engel, Ph.D., biochimiste et auteure dans le domaine médical

Meilleur départ: Centre de ressources sur la maternité, les nouveau-nés et le développement des jeunes enfants de l'Ontario a fourni une contribution financière pour la version française.

Nous sommes aussi reconnaissants aux personnes suivantes, qui nous ont fait part de leurs précieux commentaires sur des ébauches, sections ou chapitres de cet ouvrage:

EXAMINATEUR SCIENTIFIQUE

Meir Steiner, M.D., Ph.D., FRCPC

Professeur en psychiatrie et neurosciences du comportement et en obstétrique et gynécologie,Université McMaster

Directeur, Women's Health Concerns Clinic, Centre de soins de santé St-Joseph de Hamilton, Ontario

AUTRES EXAMINATEURS

Branka Agic, M.H.Sc., spécialiste en éducation et santé communautaire, Centre de toxicomanie et de santé mentale, Toronto, Ontario

Dawinder Bansal, inf. aut., IBCLC, LCCE, programme Meilleur départ pour les bébés (programme de visites à domicile), superviseure des visites à domicile, Toronto, Ontario

Saleha Bismilla, inf. aut., B.Sc.Inf., Brampton, Ontario

Mara Celmins, inf. aut., B.Sc.Inf., consultante en promotion de la santé, Centre de ressources Meilleur départ, Toronto, Ontario

Gloria Chaim, M.Serv.Soc., travailleuse sociale aut., Pathways to Healthy Families, Centre Jean Tweed, Toronto, Ontario

Rean Cross, Lucina Birth Services, Toronto, Ontario

Maureen Devolin, inf. aut., B.Sc.Inf., éducatrice et spécialiste en amélioration de la qualité, région sanitaire de Calgary, Alberta

Dianne Edwards, B.Sc.Inf., agente de promotion de la santé, Services communautaires West Hill, Scarborough, Ontario

Donna Elliot, inf. aut., B.Sc.Inf., IBCLC, infirmière en santé publique, bureau de santé publique de Leeds, Grenville et Lanark, Almonte, Ontario

Margaret Fairman, inf. aut., B.Sc.Inf., Women's Health Concerns Clinic, Centre de soins de santé St-Joseph de Hamilton, Ontario

Sylvie Guenther, B.Serv.Soc., Centre de toxicomanie et de santé mentale, Timmins, Ontario

Sepali Guruge, inf. aut., B.Sc.Inf., M.Sc., Ph.D.(c), faculté des sciences infirmières, Université de Toronto, Ontario

Denise Hébert, Inf. aut., B.Sc.N., M.Sc., spécialiste en santé de la famille, programme « Bébés en santé, enfants en santé », service de santé publique d'Ottawa, Ontario

Sarafina Hui, B.A., agente de promotion de la santé communautaire, The Scarborough Hospital – Family Wellness Centre, Scarborough, Ontario

Karen Jansen, M.Serv.Soc., travailleuse sociale aut., Women's Health Concerns Clinic, Centre de soins de santé St-Joseph de Hamilton, Ontario

Lise-Anne LaBelle,* inf. aut. spécialisée en agressions sexuelles, programme de traitement pour les victimes d'agression sexuelle/de violence conjugale, système de santé de Niagara, St. Catharines, Ontario

Marian Law, M.A., diététiste professionnelle, nutritionniste de la santé publique, service de santé publique de Toronto, Ontario

Christine Long, B.A., Journey Support Services, Mississauga, Ontario

Grazyna Mancewicz, travailleuse sociale aut., M.Ed., programme de soutien auprès des mères, Centre de santé des femmes St-Joseph, Toronto, Ontario

Teddy (Priscilla) McLaren, coordonnatrice du ressourcement pour le mieux-être des Autochtones, Nishnawbe-Gamik Friendship Centre, Sioux Lookout, Ontario

Linda McLean, M.Sc., Ph.D., C.psych., services oncologiques et soins palliatifs psychosociaux, Hôpital Princess Margaret, Toronto, Ontario

Wendy Palermo, survivante et coanimatrice de groupes d'entraide, Welland, Ontario

Sandi Partridge, B.A., B.Serv.Soc., travailleuse sociale aut., consultante de projet, Centre de toxicomanie et de santé mentale, région de Durham, Ontario

Nancy Poole, M.A., consultante en recherche sur les femmes et la toxicomanie, B.C Women's Hospital et British Columbia Centre of Excellence for Women's Health, Vancouver, Colombie-Britannique

Pat Ripmeester, inf. aut., B.Sc.Inf., IBCLC, coordonnatrice, services cliniques et de promotion de la santé, circonscription sanitaire du comté de Renfrew, Pembroke, Ontario

Kerri Ritchie, Ph.D., C.Ps., département de psychologie et de médecine materno-fœtale, Hôpital d'Ottawa, Ontario

K. Christine Sheeler, inf. aut., Hôpital d'Ottawa, soins maternels et de nouveau-nés, Ottawa, Ontario

Jules E. Smith, M.A., RCC, programme provincial de santé mentale périnatale, B.C. Women's Hospital and Health Centre, Vancouver, C.-B.

Comité consultatif sur la dépression du post-partum des services de santé publique de Toronto

Joan Turner, inf. aut., B.Ed., CCFE, Association des services à la famille du Yukon, Whitehorse, Yukon

Bill Watson, M.D., médecin de famille, Hôpital St. Michael's, Toronto, Ontario

Honey Watts, M.A., travailleuse sociale aut., consultante et coordonnatrice de projet, région sanitaire de Calgary, 3 Cheers DPP Project, Calgary, Alberta

* *Malheureusement, Lise-Anne Labelle est décédée avant la publication de cet ouvrage.*

NOS REMERCIEMENTS ÉGALEMENT AU PERSONNEL DE CAMH ET AUX ÉTUDIANTES QUI ONT ÉPAULÉ LES AUTEURES DANS LEUR RECHERCHE ET L'ÉLABORATION DE CE GUIDE:

Patricia Donoghue   Amina Jabbar   Lana Mamisachvili

LES PERSONNES SUIVANTES ONT CONTRIBUÉ AU DOCUMENT *POSTPARTUM DEPRESSION: LITERATURE REVIEW OF RISK FACTORS AND INTERVENTIONS*, COMMANDÉ PAR LES SERVICES DE SANTÉ PUBLIQUE DE TORONTO ET QUI FUT NOTRE SOURCE POUR BON NOMBRE DES DONNÉES SCIENTIFIQUES SUR LESQUELLES S'APPUIE NOTRE OUVRAGE:

Chef de projet
Donna E. Stewart, M.D., FRCPC

Chercheuses
Cindy-Lee Dennis, inf. aut., Ph.D.
Sherry Grace, Ph.D.
Emma Robertson Blackmore, Ph.D.
Tamara Wallington, M.D., FRCPC

Assistantes
Nalan Celasun, Ph.D.
Danielle Rolfe, BPHE
Shephanie Sansom, M.A.

Lori Ross est reconnaissante du soutien que lui a accordé le Programme de toxicomanie et de santé mentale pour les femmes de CAMH en lui permettant de travailler à ce projet.

Nous aimerions aussi remercier les nombreuses personnes qui ont répondu à notre questionnaire sur l'évaluation des besoins et nous ont fourni de précieux renseignements et suggestions, que nous avons utilisés au moment de planifier et de concevoir le présent guide.

Enfin, nous tenons à remercier Roxanne et Sheri, qui ont partagé leur expérience personnelle aux fins de cet ouvrage, ainsi que toutes celles qui ont aussi livré leur récit que nous n'avons pas pu inclure ici.

À propos des auteures

Les quatre auteures qui ont collaboré à la publication de cet ouvrage possèdent une combinaison unique d'expérience et d'expertise dans une variété de champs d'intérêt.

Lori Ross est une chercheuse qui s'intéresse aux questions touchant la santé mentale durant la grossesse et la période post-partum, plus particulièrement chez les femmes de groupes marginalisés. Elle est également scientifique au Centre de toxicomanie et de santé mentale (CAMH) à Toronto et chargée de projets de recherche sur des problèmes de santé mentale chez les mères immigrantes et les femmes lesbiennes et bisexuelles qui élèvent ensemble des enfants.

Cindy-Lee Dennis est professeure adjointe à la faculté des sciences infirmières de l'Université de Toronto et récipiendaire d'une Bourse de nouveau chercheur des Instituts de recherche en santé du Canada (IRSC). Elle a publié de nombreux articles et mené plusieurs études et analyses de résultats cliniques sur la détection, la prévention et le traitement de la dépression du post-partum (DPP), y compris l'étude systématique et méta-analyse Cochrane qui vient d'être publiée. Elle est actuellement la chercheuse principale d'un vaste essai sur échantillon aléatoire et contrôlé visant à évaluer l'effet de l'entraide entre les mères sur la prévention de la DPP ainsi que l'efficacité des méthodes de dépistage. Cette étude comprendra aussi une évaluation économique complète.

Emma Robertson Blackmore est une psychologue qui, depuis les dix dernières années, travaille au Royaume-Uni dans le milieu clinique et universitaire auprès de femmes souffrant de graves maladies mentales. Elle se penche plus particulièrement sur les aspects cliniques et génétiques de la psychose puerpérale et les facteurs de risque scientifiques de la DPP. Mme Robertson Blackmore a effectué des études postdoctorales sur les femmes et les troubles de l'humeur post-partum à l'Université de Birmingham, en Angleterre, et dans le cadre du programme de santé des femmes du Réseau universitaire de santé. Elle a récemment été nommée membre du corps professoral du département de psychiatrie au centre médical de l'Université de Rochester, dans l'État de New York, où elle se spécialisera en psychiatrie périnatale.

Donna Stewart est professeure et présidente du programme de santé des femmes du Réseau universitaire de santé et de l'Université de Toronto. Elle possède 30 ans d'expérience dans le traitement, l'éducation et la recherche touchant les problèmes de santé mentale chez les femmes, plus particulièrement la DPP. La D^re^ Stewart a révisé quatre livres sur les problèmes de santé mentale des femmes et revu plus de 200 articles et chapitres d'ouvrages scientifiques, dont bon nombre ont été traduits dans des langues étrangères. Elle est scientifique principale à l'institut de recherche de l'Hôpital général de Toronto, présidente de l'association internationale pour la santé mentale des femmes, et présidente de la section sur la santé mentale des femmes de l'Association mondiale de psychiatrie.

Introduction

La dépression du post-partum (DPP) est de plus en plus reconnue comme étant un problème de santé mentale grave et pourtant courant chez les femmes. Malheureusement, cette reconnaissance est due en grande partie à l'attention accordée par les médias aux cas tragiques où des femmes gravement malades n'avaient pas reçu, pour toutes sortes de raisons, les soins dont elles avaient besoin. Ces cas ne sont pas représentatifs, puisque la plupart des femmes qui sont bien traitées se rétablissent de la DPP. Malgré ces bonnes raisons d'être optimistes, nous croyons que bon nombre des fournisseurs de services ne se sentent pas prêts à s'attaquer efficacement à cet important problème de santé.

Avant d'élaborer ce guide, nous avons tout d'abord sondé les fournisseurs de services sociaux et de santé de première ligne des quatre coins de l'Ontario afin de déterminer s'ils avaient besoin d'une telle ressource et, dans l'affirmative, sous quelle forme. Le message reçu fut sans équivoque: les répondants ont clairement indiqué qu'ils avaient besoin d'une ressource canadienne pertinente qui présenteraient des recommandations pratiques reposant sur les données scientifiques les plus récentes.

Encouragées par cette réponse enthousiaste, nous avons invité Meilleur départ, Journey Support Services, le Réseau universitaire de santé et le service de santé publique de Toronto à collaborer à l'élaboration d'un guide répondant aux besoins des fournisseurs de services. Nous avons voulu faire de cet ouvrage une ressource pratique s'adressant aux fournisseurs canadiens et présentant les résultats de la recherche sur la DPP dans un format accessible. Nous espérons avoir atteint notre but.

Un grand nombre des observations et recommandations proposées dans le présent guide s'inspirent du rapport *Postpartum Depression: Literature Review of Risk Factors and Interventions* publié à la fin de 2003. Cette analyse documentaire sur la DPP, préparée sous la direction de la Dre Donna Stewart grâce à une subvention du service de santé publique de Toronto, renferme les contributions de deux de nos auteures, soit Cindy-Lee Dennis et Emma Robertson Blackmore.

Dans plusieurs chapitres du guide, nous avons tenté de présenter l'information scientifique tirée de cette analyse documentaire dans un format accessible. Nous invitons ceux et celles qui souhaitent obtenir plus de détails au sujet des études sur lesquelles reposent nos recommandations à consulter le rapport du service de santé publique de Toronto sur le site Web www.toronto.ca/health.

L'expertise de notre équipe englobe la psychologie, la psychiatrie, les sciences infirmières et la recherche. Ces différents domaines de compétence nous ont incitées à traiter la DPP d'un point de vue *biopsychosocial*. Cette approche signifie que nous reconnaissons l'importance de l'aspect biologique, psychologique et social de l'expérience de chaque femme. Selon nous, il est primordial de tenir compte du contexte social d'une nouvelle mère pour comprendre son état mental et lui fournir des soins post-partum efficaces. Nous suggérons d'ailleurs des façons de le faire dans le guide.

Si de plus en plus de personnes s'intéressent à la DPP, relativement peu de recherches bien conçues ont été menées jusqu'ici sur les importantes questions du dépistage, de la prévention et du traitement. Pour combler ces lacunes, nous nous sommes fondées sur nos propres expériences cliniques auprès de femmes souffrant de DPP et celles de collègues pour offrir des recommandations complémentaires. Nous nous sommes d'ailleurs efforcées de distinguer les recommandations fondées sur des données scientifiques de celles fondées sur l'expérience pour que les lecteurs puissent faire des choix éclairés quant aux stratégies à intégrer dans le cadre de leur travail.

1
Aperçu clinique

Qu'est-ce que la dépression du post-partum ? Diffère-t-elle d'une dépression survenant à d'autres moments de la vie ?

Est-ce un problème courant ?

Quels sont les symptômes ? Comment est établi le diagnostic ?

Lorsqu'une femme a souffert de dépression du post-partum, quel est son risque de souffrir d'autres épisodes de dépression ?

Quels sont les autres types de troubles de l'humeur courants durant la période post-partum ?

La naissance d'un enfant est un moment où surviennent de grands changements sur le plan physiologique, psychologique et social. L'apparition d'une maladie mentale à un moment si important de la vie familiale a des répercussions sur la mère, son ou sa partenaire, ses enfants et sa famille et représente donc un important problème de santé publique.

Depuis des siècles, les professionnels du domaine médical observent une association entre l'accouchement et la maladie mentale. Des études ont révélé que les femmes courent un risque accru de développer un grave trouble de l'humeur ou affectif durant la période post-partum et d'être admises dans un hôpital psychiatrique durant le premier mois suivant un accouchement qu'à tout autre moment de la vie (Kendell et coll., 1987; Paffenbarger, 1982). Les fournisseurs de services qui travaillent auprès des nouvelles mères auront probablement à prendre soin de femmes dépressives.

Le présent chapitre décrit les états affectifs courants suivant un accouchement, notamment le blues du post-partum ou « baby blues », le « baby pinks », l'anxiété et la psychose post-partum, en se penchant plus particulièrement **sur la dépression du post-partum (DPP)**. Il examine les distinctions entre les différents troubles ainsi que les problèmes et symptômes pouvant nécessiter une intervention.

Dépression du post-partum (DPP)

QU'EST-CE QUE LA DPP ?

Pour les cliniciens et les chercheurs, le terme « dépression du post-partum » ou « DPP » fait référence à une dépression non psychotique qui survient peu après un accouchement.

EST-ELLE DIFFÉRENTE D'AUTRES FORMES DE DÉPRESSION ?

Mis à part le fait qu'elle survienne peu après un accouchement, la DPP ne se distingue en rien sur le plan clinique d'un épisode dépressif pouvant se produire à n'importe quel autre moment de la vie d'une femme. Les symptômes sont les mêmes que ceux d'une dépression généralisée, et le diagnostic est établi selon les mêmes critères. Toutefois – et cela n'est pas surprenant – les symptômes de la DPP touchent des questions relatives à la maternité et aux soins du bébé.

QUELLES EN SONT LES CAUSES ?

Bien que les professionnels de la santé ignorent ce qui amène la dépression (et donc la DPP), ils s'entendent pour dire qu'il n'existe pas de cause unique. Des facteurs physiques, hormonaux, sociaux, psychologiques et affectifs peuvent tous jouer un rôle dans le déclenchement de la maladie. C'est ce qu'on nomme le **modèle biopsychosocial** de la dépression, qui est accepté par la plupart des chercheurs et cliniciens. Le ou les facteurs qui déclenchent la DPP varient selon la personne.

EST-CE UN PROBLÈME COURANT ?

La DPP est la complication la plus courante de l'accouchement. Bien que les taux indiqués dans les études diffèrent grandement, une méta-analyse de 59 études menées auprès de plus de 12 000 femmes a révélé que la DPP touche en moyenne 13 p. 100 des femmes (O'Hara et Swain, 1996).

QUAND SE MANIFESTE-T-ELLE ?

La définition de la période post-partum varie. Selon les systèmes officiels de classification des diagnostics, il s'agit de la période de 28 jours suivant immédiatement l'accouchement; dans d'autres études, toutefois, cette période se prolonge jusqu'à un an après la naissance du bébé. Les symptômes se manifestent habituellement durant les quatre premières semaines du post-partum, quoiqu'ils puissent apparaître jusqu'à douze mois plus tard. Il arrive toutefois que la DPP ne soit détectée et traitée que beaucoup plus tard. On s'aperçoit souvent, en posant des questions, que les symptômes se sont manifestés beaucoup plus tôt que les indications données par la femme aux fournisseurs de services.

COMMENT ÉTABLIT-ON LE DIAGNOSTIC ?

Le diagnostic est établi par un médecin ou un **psychologue** agréé. Les professionnels utilisent diverses méthodes pour obtenir l'information nécessaire à l'établissement d'un diagnostic, y compris des entrevues cliniques normalisées. Le clinicien doit faire preuve d'un bon jugement au moment de déterminer si la durée et la gravité des symptômes correspondent ou non aux critères diagnostiques. Le système de classification officiel utilisé en Amérique du Nord est la quatrième édition du *Manuel diagnostique et statistique des troubles mentaux* de l'American Psychiatric Association (APA), ou DSM-IV (1994). (Voir les critères d'un épisode de dépression majeure selon le DSM-IV à la Figure 1-1.)

S'il se fie aux critères du DSM-IV pour établir le diagnostic de DPP, le médecin ou le psychologue indique qu'il s'agit d'un trouble dépressif majeur en mentionnant que les symptômes sont apparus dans la période « post-partum » (c'est-à-dire qu'ils sont survenus dans les quatre semaines suivant l'accouchement).

FIGURE 1–1

Symptômes de dépression majeure selon le DMS-IV

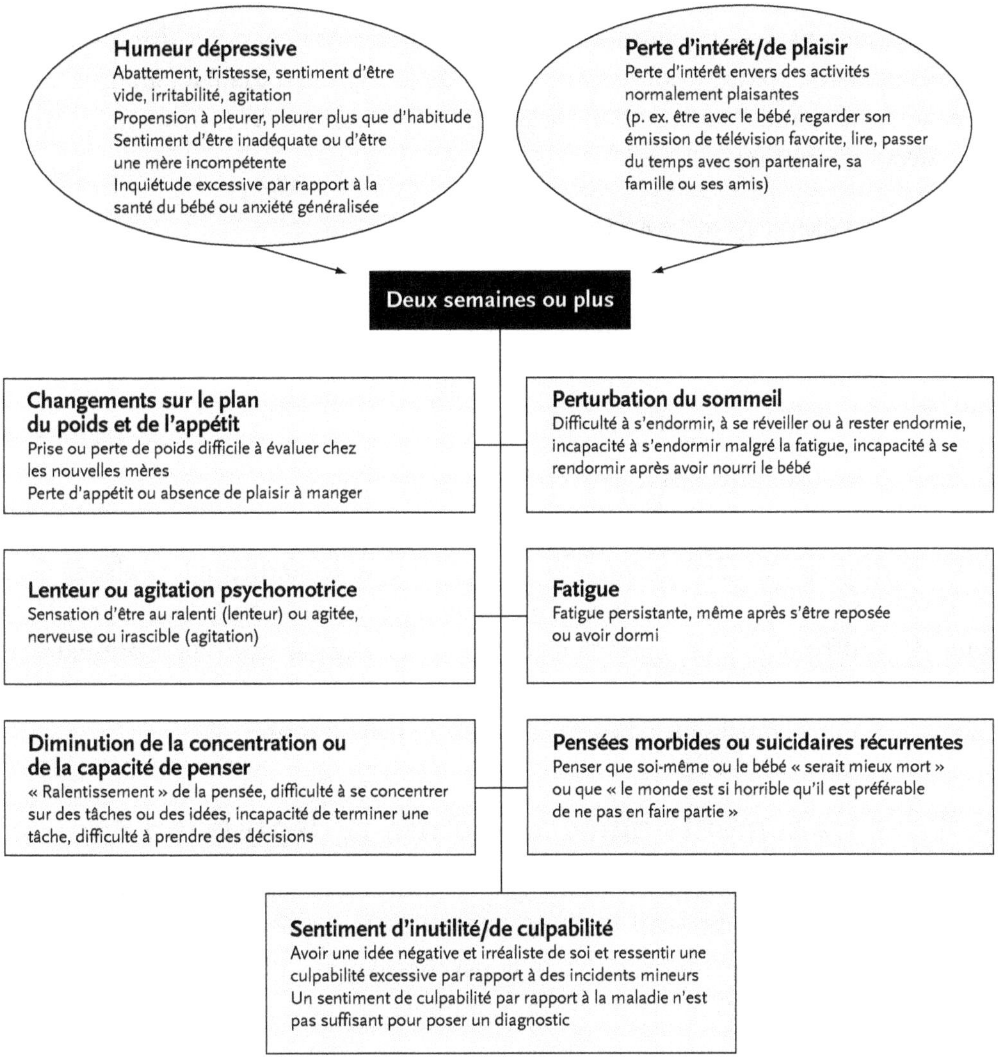

Humeur dépressive
Abattement, tristesse, sentiment d'être vide, irritabilité, agitation
Propension à pleurer, pleurer plus que d'habitude
Sentiment d'être inadéquate ou d'être une mère incompétente
Inquiétude excessive par rapport à la santé du bébé ou anxiété généralisée
Perte d'intérêt/de plaisir
Perte d'intérêt envers des activités normalement plaisantes (p. ex. être avec le bébé, regarder son émission de télévision favorite, lire, passer du temps avec son partenaire, sa famille ou ses amis)
Deux semaines ou plus
Changements sur le plan du poids et de l'appétit
Prise ou perte de poids difficile à évaluer chez les nouvelles mères
Perte d'appétit ou absence de plaisir à manger
Perturbation du sommeil
Difficulté à s'endormir, à se réveiller ou à rester endormie, incapacité à s'endormir malgré la fatigue, incapacité à se rendormir après avoir nourri le bébé
Lenteur ou agitation psychomotrice
Sensation d'être au ralenti (lenteur) ou agitée, nerveuse ou irascible (agitation)
Fatigue
Fatigue persistante, même après s'être reposée ou avoir dormi
Diminution de la concentration ou de la capacité de penser
« Ralentissement » de la pensée, difficulté à se concentrer sur des tâches ou des idées, incapacité de terminer une tâche, difficulté à prendre des décisions
Pensées morbides ou suicidaires récurrentes
Penser que soi-même ou le bébé « serait mieux mort » ou que « le monde est si horrible qu'il est préférable de ne pas en faire partie »
Sentiment d'inutilité/de culpabilité
Avoir une idée négative et irréaliste de soi et ressentir une culpabilité excessive par rapport à des incidents mineurs
Un sentiment de culpabilité par rapport à la maladie n'est pas suffisant pour poser un diagnostic

Adapté avec permission de: American Psychiatric Association – DSM-IV-TR. Manuel Diagnostique et statistique des Troubles mentaux, 4e édition, texte révisé (2000). Traduction française par J.D. Guelfi et al., Masson (2003).

Les personnes atteintes doivent manifester *soit une humeur déprimée, soit une perte d'intérêt ou de plaisir* envers des activités courantes (aussi appelée **anhédonisme**) sur une base continue pendant au moins deux semaines. Elles doivent aussi présenter d'autres symptômes, parmi les sept de la liste, pendant au moins deux semaines.

Un clinicien posera un diagnostic de dépression majeure si la personne est abattue ou souffre d'anhédonisme, en plus de manifester quatre autres symptômes (pour un total d'au moins cinq symptômes). Si la personne est abattue ou souffre d'anhédonisme et présente moins de quatre autres symptômes, elle recevra un diagnostic de dépression mineure ou moyenne.

COMMENT PEUT-ON ÉLIMINER LES AUTRES CAUSES ?

Il est essentiel que les symptômes manifestés a) représentent un changement dans les habitudes normales de la personne et b) nuisent à son fonctionnement au quotidien. Les fournisseurs de services peuvent écarter d'autres troubles médicaux présentant des symptômes similaires et pouvant apparaître durant la période post-partum (p. ex. dysfonctionnement de la thyroïde, diabète, anémie, maladies auto-immunes) en aiguillant la patiente vers son médecin traitant ou un autre médecin au besoin.

COMBIEN DE TEMPS DURE LA DPP ?

La durée d'un épisode va de quelques semaines à quelques mois. Pour certaines femmes, cela peut prendre jusqu'à un an avant de se sentir comme avant. Dans de rares cas, la maladie ne se résorbe pas et la femme souffre d'épisodes de dépression sur une base chronique.

QUEL EST LE RISQUE DE RÉCIDIVE ?

Le fait d'avoir vécu un épisode de dépression à n'importe quel moment de la vie augmente le risque de récidive. Selon les études, le risque de souffrir d'un épisode dépressif non relié à l'accouchement est *d'au moins* 25 p. 100 (Wisner et coll., 2001). Le risque de souffrir d'un autre épisode de dépression du post-partum peut atteindre 40 p. 100 et, dans environ 24 p. 100 des cas de récidive, la maladie survient dans les deux semaines après la naissance du bébé (Wisner et coll., 2004).

Y a-t-il des traitements efficaces contre la dépression ?

Les professionnels de la santé peuvent traiter efficacement la dépression, et la plupart des femmes se rétablissent complètement. Tout dépendant de la nature de la maladie, on peut la traiter à l'aide de médicaments, de la psychothérapie, du counseling et de séances d'entraide. Les différents types de traitement sont décrits plus en détail au chapitre 5.

Pour savoir vers qui aiguiller les patientes et comment obtenir un diagnostic formel de DPP, veuillez consulter le chapitre 6.

RÉTICENCE À DIVULGUER LES SYMPTÔMES

Les femmes ne sont pas toujours prêtes à admettre qu'elles ont des symptômes de dépression, et ce, pour toutes sortes de raisons qui sont abordées au chapitre 3. Elles peuvent hésiter à parler de leurs sentiments parce qu'elles ignorent que leurs symptômes sont dus à une grave maladie mentale ou parce qu'elles se sentent inaptes à assumer leur rôle de mère. Elles peuvent aussi éprouver de la gêne, de la culpabilité ou du ressentiment, craindre de se faire étiqueter ou stigmatiser à cause de la maladie mentale, ou penser que les autres minimiseront ou feront peu de cas de leurs peurs et préoccupations. Dans certaines cultures, la dépression suivant un accouchement n'est pas considérée comme un problème médical nécessitant une intervention. Par conséquent, certaines femmes ne cherchent pas à se faire traiter ou sont prises en charge par leur famille immédiate (Oates et coll., 2004).

Les fournisseurs de services qui travaillent auprès des nouvelles mères doivent donc être conscients des différentes manifestations des symptômes dépressifs.

Le *type* et la *gravité* des symptômes diffèrent selon les personnes, tout comme la *façon* de divulguer ces symptômes et le *degré d'ouverture* démontré.

La gravité des épisodes dépressifs varie de légère à extrêmement grave. Quels que soient les critères diagnostiques officiels de la dépression, toute femme qui présente des symptômes entraînant de la détresse et des problèmes dans sa vie quotidienne a besoin d'aide, sinon son état risque de s'aggraver.

Différentes manifestations cliniques des symptômes de dépression

HUMEUR DÉPRESSIVE

Les femmes admettent rarement qu'elles sont déprimées. Elles peuvent utiliser d'autres termes pour communiquer leur dépression : elles se diront découragées, abattues, tristes, irritables, nerveuses, engourdies ou vides. Elles peuvent être au bord des larmes, pleurer plus que d'habitude ou se dire incapables de pleurer à cause du vide qu'elles ressentent. Elles se disent souvent incompétentes, surtout en ce qui a trait à leur rôle de mère, et parlent de leur incapacité à faire face à la situation ou de leur crainte d'être considérées comme de « mauvaises mères ». Elles se comparent parfois à d'autres femmes qui viennent d'avoir un enfant ou à d'autres membres de leur famille, ce qui accroît leur sentiment d'incompétence.

Certaines mères ne se sentent tout simplement pas capables de divulguer leur état psychologique et préfèrent communiquer leur détresse en insistant sur des symptômes d'ordre physique, comme des maux d'estomac, de tête ou de dos. D'autres se préoccupent de la santé du bébé et consultent à maintes reprises le médecin ou l'infirmière de santé publique même si on lui affirme que le bébé est en bonne santé.

Dépression accompagnée d'anxiété

Il arrive très souvent que les femmes souffrant de DPP soient aussi anxieuses. Elles s'inquiètent par exemple de la santé du bébé et doutent de leur compétence en tant que mères ou de leur capacité à prendre soin du bébé.

Bien que l'anxiété accompagne souvent une dépression, certaines personnes ne manifesteront que de l'anxiété sans éprouver d'humeur dépressive ni une perte d'intérêt ou de plaisir. (Veuillez vous reporter à la section sur l'anxiété post-partum à la page 11.)

ANHÉDONISME

Les femmes atteintes de DPP peuvent ne plus s'intéresser ou ne plus prendre plaisir à des activités qu'elles trouvaient auparavant agréables, comme être avec leur bébé, regarder leur émission de télévision favorite, lire, passer du temps avec leur partenaire, leur famille ou leurs amis.

CHANGEMENT SUR LE PLAN DU POIDS ET DE L'APPÉTIT

Les professionnels de la santé considèrent habituellement le changement de poids comme un symptôme s'il y a une prise ou une perte pondérale importante (sans que la personne suive activement de régime). Il peut toutefois être difficile d'évaluer ce changement après un accouchement. Il est alors préférable de s'enquérir de l'*appétit* des mères et du *plaisir* qu'elles prennent à manger. On peut par exemple leur demander si elles ont envie de manger (même si elles n'ont pas le temps de se préparer de la nourriture), si elles prennent plaisir à manger et si elles aiment encore leurs plats préférés.

TROUBLES DU SOMMEIL

Les troubles du sommeil sont des symptômes courants de la dépression, mais sont extrêmement difficiles à évaluer chez les nouvelles mamans. Il peut être plus indiqué de s'informer auprès de la mère de sa capacité à dormir et à se reposer quand elle en a l'occasion – par exemple, peut-elle dormir en même temps que le bébé ? Peut-elle dormir, faire une sieste ou se reposer si quelqu'un d'autre surveille le bébé ? A-t-elle de la difficulté à s'endormir ? Si elle se réveille durant la nuit, peut-elle se rendormir ? A-t-elle de la difficulté à se réveiller le matin et se sent-elle reposée après avoir dormi ?

FATIGUE

Il est difficile d'estimer le degré réel de fatigue chez les nouvelles mères. La fatigue associée à la dépression se définit comme un sentiment *accablant* d'épuisement *quelle que soit* la durée du sommeil ou du repos.

LENTEUR OU AGITATION PSYCHOMOTRICE

La lenteur psychomotrice fait référence à un sentiment de ralentissement sur le plan physique, à une motricité ralentie ou à une sorte de torpeur. L'agitation psychomotrice est au contraire un sentiment de nervosité et d'irascibilité. L'entourage de la mère aura probablement observé ces comportements et passé des commentaires à ce sujet.

SENTIMENT EXCESSIF DE CULPABILITÉ OU D'INUTILITÉ

Certaines personnes ressentent une grande culpabilité ou un sentiment d'inutilité excessif et inapproprié. Cela n'est pas simplement relié au fait d'être malade; c'est un phénomène beaucoup plus profond. Ces personnes peuvent interpréter de façon négative certains gestes ou activités de façon à confirmer leur piètre estime d'elles-mêmes. Par exemple, elles pourraient se dire que les autres mères ne leur parlent pas parce qu'elles sont de mauvaises personnes et ne méritent pas d'avoir des amis. Leur culpabilité prend parfois des proportions démesurées. Dans certains cas, par exemple, elles se sentiront responsables de la pauvreté dans le monde ou encore d'un malheur survenu à une autre personne.

DIMINUTION DE LA CONCENTRATION, INCAPACITÉ D'AVOIR LES IDÉES CLAIRES

Le manque de concentration est défini, selon les cliniciens, comme un ralentissement de la pensée, une incapacité à se concentrer sur une tâche ou à terminer un travail, ou une difficulté à prendre des décisions simples. Certaines femmes se plaignent de ne pas « avoir les idées claires » devant des tâches pourtant simples.

PENSÉES MORBIDES OU SUICIDAIRES RÉCURRENTES

Les pensées morbides ou suicidaires constituent une caractéristique courante de la dépression. Bien souvent, elles n'expriment pas simplement une peur de mourir mais une préoccupation face à la mort. Si ces femmes n'utilisent pas nécessairement des mots comme suicide, mort ou meurtre, elles affirmeront peut-être qu'elles-mêmes et leur bébé seraient mieux morts ou encore que le monde est un endroit horrible pour un bébé et qu'il serait préférable de ne pas en faire partie. Certaines femmes sentent qu'elles ne peuvent plus continuer à vivre mais, ne pouvant supporter l'idée d'abandonner leur bébé, songent à mourir avec leur enfant.

D'autres entretiennent des pensées de violence envers leur enfant qui les effraient profondément ou dont elles ont honte – même si la vaste majorité de ces femmes ne passeraient jamais aux actes. Elles peuvent, par exemple, imaginer combien il serait facile d'étouffer ou de noyer le bébé ou de le jeter par la fenêtre. Certaines femmes se disent qu'elles seraient mieux de s'endormir à jamais, mais elles ne feraient jamais rien de délibéré pour se blesser. Ces pensées peuvent devenir une obsession, mais la plupart des femmes ne passent à aux actes (voir le chap. 6).

Bien qu'ils soient grandement médiatisés, les cas d'**infanticide** et de suicide sont rares chez les personnes souffrant de dépression du post-partum. On estime que l'infanticide survient dans un à trois cas par 50 000 naissances (Brockington et Cox-Roper, 1988; Jason et coll., 1983). Selon les professionnels de la santé, 62 p. 100 des mères qui commettent un infanticide se suicident ensuite (Gibson, 1982).

Le suicide est un facteur de risque de la dépression dont on doit tenir compte. L'évaluation de ce risque est abordée au chapitre 6.

Autres types de troubles de l'humeur post-partum

Cette section décrit les autres troubles de l'humeur qui peuvent survenir à la suite de la naissance d'un enfant.

Les **troubles affectifs** du post-partum se divisent en trois catégories, soit le blues (« baby blues » ou syndrome du troisième jour), la DPP et la psychose **puerpérale** ou post-partum, dont les symptômes et la gravité diffèrent et qui nécessitent des interventions différentes (voir le Tableau 1-1). La section traite également de l'anxiété post-partum.

TABLEAU 1-1

Apparition, durée et traitement des principaux troubles de l'humeur post-partum

Trouble	Prévalence	Apparition	Durée	Traitement
Blues	30–75 %	3e ou 4e jour	heures ou jours	pas de traitement nécessaire à part du réconfort
Dépression	10–15 %	dans les quelques semaines suivant l'accouchement à 12 mois plus tard	semaines ou mois	traitement généralement nécessaire
Psychose puerpérale	0,1–0,2 %	au cours des 2 premières semaines, le plus souvent dans la première semaine	semaines ou mois	hospitalisation habituellement nécessaire

Tableau adapté avec la permission de Nonacs et Cohen, 1998.

BLUES DU POST-PARTUM OU « BABY BLUES »

Le blues du post-partum est le trouble de l'humeur périnatal le plus courant et toucherait entre 30 à 75 p. 100 des femmes. Il survient dans les heures ou jours suivant l'accouchement et atteint son point culminant le troisième ou quatrième jour. Les symptômes ne durent que quelques jours et se résorbent habituellement au bout d'une semaine. Généralement, les femmes atteintes sont des mères heureuses qui réagissent de façon plus « émotive » aux stimuli. Elles peuvent rapidement passer de la joie aux larmes, devenir brusquement irritables, au bord des larmes ou anxieuses et vivre des perturbations sur le plan du sommeil et de l'appétit. Des chercheurs ont suggéré que certains de ces comportements pouvaient résulter des rapides changements hormonaux qui s'opèrent chez ces femmes.

Il s'agit d'un cafard léger qui ne nécessite habituellement pas de traitement, sinon du soutien et du réconfort. Par définition, le cafard est de courte durée et ne persiste pas plus de deux semaines. Si la plupart des femmes atteintes se sentent bien par la suite, jusqu'à 20 p. 100 d'entre elles développeront une dépression majeure au cours de la première année suivant la naissance du bébé. Cela peut se produire à la suite de l'aggravation des symptômes du « baby blues », soit plus tard, après que la mère s'est remise de son blues.

« BABY PINKS » OU EUPHORIE POST-PARTUM

Alors que le « baby blues » fait référence à des changements d'humeur pouvant passer de la joie à la tristesse, certaines femmes se sentent légèrement euphoriques après la naissance de leur bébé. Cet état, que l'on nomme le « baby pinks », peut durer de quelques heures à quelques jours. (Glover et coll., 1994). Tout comme le « baby blues », il n'a pas besoin d'être traité et peut même passer inaperçu aux yeux de certains qui considèrent cette réaction comme « normale » à la naissance d'un enfant.

Dans certains cas, les symptômes du « baby blues » et du « baby pinks » nécessitent des soins. L'une des principales caractéristiques de ces deux états est que les changements d'humeur sont légers et passagers. Si ces changements sont extrêmes – par exemple s'ils durent plus que quelques jours ou sont plus intenses -, ils peuvent êtres signes de problèmes plus graves nécessitant un examen et un suivi (voir le chap. 6).

ANXIÉTÉ POST-PARTUM

Comme c'est le cas pour la dépression, l'anxiété qui se déclare après un accouchement n'est pas différente, sur le plan clinique, de celle qui survient à tout autre moment de la vie. Toutefois, il existe peu de données scientifiques sur cet état comparativement aux autres troubles post-partum. Selon les études, entre quatre et 15 p. 100 des femmes éprouveraient de l'anxiété après la naissance de leur bébé (Wenzel et coll., 2003; Matthey et coll., 2003; Heron et coll., 2004).

Certaines femmes sont anxieuses uniquement durant la grossesse ou après l'accouchement, tandis que d'autres le sont avant et après la naissance du bébé. Dans le cadre d'une récente étude britannique d'envergure auprès de 8 323 femmes enceintes, Heron et coll. (2004) ont observé que 7,3 p. 100 d'entres elles avaient indiqué souffrir d'un haut niveau d'anxiété durant leur grossesse. Parmi ces dernières, 1,4 p. 100 ont éprouvé une anxiété marquée dans les huit semaines suivant l'accouchement. Parmi les femmes qui ne se disaient pas très anxieuses durant la grossesse, 2,4 p. 100 ont dit éprouver une très grande anxiété post-partum.

Bien des mères se sentent anxieuses, dépassées et apeurées à la suite de la naissance de leur bébé. Cela est bien compréhensible étant donné les changements qu'entraîne le rôle de nouveau parent. Dans certains cas toutefois, l'anxiété est telle qu'elle nuit à la vie quotidienne de la mère et a des répercussions sur son caractère et son mode de fonctionnement.

DIAGNOSTIC

La classification officielle des troubles anxieux du DSM-IV englobe un éventail de troubles pouvant être de nature particulière, par exemple une phobie spécifique (peur des hauteurs, des araignées), le trouble panique ou le trouble obsessionnel-compulsif. Lorsqu'il n'y a pas de cause ou de situation précise entraînant l'anxiété, on parle alors d'anxiété généralisée.

L'anxiété post-partum peut être généralisée ou reliée à des situations particulières (p. ex. le bain du bébé, transporter le bébé dans la voiture, faire les emplettes). Elle peut aussi être axée uniquement sur l'enfant (p. ex. l'alimentation ou la respiration du bébé, compétence parentale). L'anxiété prend généralement la forme d'une inquiétude, peur ou appréhension constante ou excessive. La mère peut paraître nerveuse, tendue et toujours sur le qui-vive. Elle peut même éviter certaines situations lorsque la peur éprouvée est trop grande.

L'anxiété est souvent accompagnée de symptômes physiques ou de crises de panique, notamment:

- sueurs;
- palpitations;
- nausée;
- étourdissement;
- envie irrésistible de fuir.

Les femmes anxieuses ne ressentent pas constamment la morosité ou l'anhédonisme (perte de plaisir) caractéristique de la dépression. Toutefois, comme nous l'avons mentionné précédemment, les femmes souffrant de DPP peuvent éprouver de l'anxiété.

PSYCHOSE PUERPÉRALE OU POST-PARTUM

Contrairement au « baby blues » et à la DPP, la psychose du post-partum (ou puerpérale) est la forme la plus grave et la plus rare de troubles de l'humeur post-partum et survient dans un ou deux cas par 1 000 accouchements. Les symptômes se manifestent rapidement, souvent dans les 48 à 72 heures suivant la naissance du bébé, et la plupart des cas se déclarent dans les deux premières semaines de la période post-partum. Certaines études (p. ex. Jones et Craddock, 2001) laissent entendre que la psychose du post-partum aurait une cause génétique ou biologique et serait plus courante chez les femmes ayant reçu un diagnostic de trouble bipolaire ou ayant des antécédents familiaux de troubles de l'humeur.

Les symptômes les plus courants sont un état dépressif ou euphorique extrême (manie) similaire à ce que l'on observe dans les cas de trouble bipolaire (ou psychose maniaco-dépressive). Les femmes atteintes peuvent passer rapidement de la manie à la dépression et vice-versa, ou avoir des accès « euphoriques » (manie) suivis d'accès de dépression. Souvent, elles affichent des comportements bizarres ou déviants et sont confuses ou perplexes.

La plupart des femmes atteintes de psychose du post-partum affichent des symptômes psychotiques. Les cliniciens définissent le **délire** comme des idées fixes fausses, en opposition avec la réalité, et qui sont jugées inacceptables aux yeux de la culture de la personne atteinte. Le délire tourne souvent autour des sentiments de persécution, d'amour et de culpabilité. Quant aux **hallucinations**, les cliniciens les définissent comme des *distorsions des perceptions sensorielles* en l'absence de tout stimulus extérieur. Les hallucinations les plus répandues sont de nature auditive (entendre des bruits ou des voix que personne d'autre n'entend) ou visuelle (voir des choses ou des gens que les autres ne peuvent pas voir) (Dubovsky et Buzan, 1999). Une mère pourrait par exemple croire que son bébé a des pouvoirs spéciaux ou une intelligence supérieure (elle croit qu'elle pourra écrire un livre à succès ou qu'elle est une artiste de renom, qu'elle et son enfant passeront à la télévision à cause de ces talents spéciaux). Certaines femmes entendent des voix qui les incitent à faire ou dire des choses (positives ou négatives).

Comme il a été mentionné précédemment, si les cas d'infanticide et de suicide sont rares, ils constituent néanmoins des risques graves chez les femmes souffrant de psychose du post-partum. Les symptômes de la psychose du post-partum changent rapidement; une femme lucide et calme durant le premier entretien peut devenir suicidaire et psychotique quelques heures plus tard.

La nature de la psychose est tout à fait imprévisible et même un **psychiatre** chevronné peut avoir de la difficulté à la détecter (voir Spinelli, 2004). Toute femme qui manifeste des changements d'humeur extrêmes (de l'euphorie à la morosité) ou des symptômes psychotiques doit obtenir immédiatement des soins psychiatriques (voir le chap. 6).

Résumé

La DPP est un épisode dépressif qui survient durant la première année de la période post-partum.

Sur le plan clinique, la DPP ne se distingue pas d'une dépression survenant à d'autres moments de la vie, si ce n'est que les symptômes peuvent tourner autour de l'accouchement ou du bébé.

La DPP est le trouble de l'humeur post-partum le plus courant. Elle touche environ 13 p. 100 des nouvelles mères.

Un médecin ou un psychologue agréé pose un diagnostic en se fondant sur les critères du *DSM-IV*.

Les symptômes de la DPP sont principalement la tristesse et une incapacité à ressentir du plaisir, conjuguées à des troubles du sommeil, à la fatigue, à des changements sur le plan du poids, à l'agitation ou à la lenteur psychomotrice, à des sentiments excessifs de culpabilité ou d'inutilité, à une capacité de concentration réduite et à des idées morbides ou suicidaires récurrentes.

Après avoir souffert de DPP, une femme est susceptible de vivre d'autres épisodes dépressifs liés ou non à l'accouchement.

Le blues du post-partum est un état extrêmement courant qui ne dure que quelques jours et dont les symptômes sont légers et passagers. La DPP est un état persistant et plus grave qui dure au moins deux semaines et qui nuit au fonctionnement dans la vie quotidienne.

Les femmes qui manifestent des accès euphoriques et dépressifs graves ou des symptômes psychotiques (psychose du post-partum) doivent immédiatement obtenir des soins médicaux ou psychiatriques et devront probablement être hospitalisées.

2
Facteurs de risque

Qu'est-ce qui cause la dépression du post-partum ?

Que signifie être « à risque» de développer une dépression du post-partum ?

Quels sont les facteurs de risque associés à la dépression du post-partum ?

Comme nous l'avons mentionné précédemment, la période du post-partum est un moment de la vie où les femmes sont plus susceptibles de développer de graves troubles de l'humeur. Bien que les cliniciens ignorent **l'étiologie** (ou cause) de la dépression, ils proposent des modèles biologiques, sociaux et caractériels pour expliquer la maladie. Vu les importantes fluctuations hormonales qu'entraîne un accouchement, on a suggéré que les modèles hormonaux pouvaient être la cause ou le mécanisme déclencheur de la dépression. Toutefois, si l'on se fie aux données dont l'on dispose actuellement, il est fort peu probable qu'il n'existe qu'une seule cause à la dépression. Ces données indiquent également que les déclencheurs, ou facteurs de risque, varient selon les individus. Les études génétiques et biologiques menées sur le sujet révèlent que les troubles de l'humeur sont des maladies complexes résultant d'une interaction entre l'expérience et l'environnement, même si la personne présente une vulnérabilité ou prédisposition génétique à la dépression (Dubovsky et Buzan, 1999). **Le modèle biopsychosocial** de la maladie – où entrent en jeu des facteurs biologiques, sociaux et psychologiques – est donc l'explication la plus plausible.

Facteurs de risque de la DPP

Au cours de la dernière décennie, bien des études ont tenté d'identifier les femmes pouvant présenter un risque accru de souffrir de DPP. La détermination des facteurs de risque permet aux professionnels de la santé travaillant auprès des femmes enceintes ou des nouvelles mères de repérer celles qui sont plus vulnérables à la maladie. Bien que, pour l'instant, nous ne sachions pas grand-chose sur les facteurs qui pourraient avoir un effet protecteur contre la DPP, cela pourrait éventuellement changer grâce aux futures recherches.

Quoi qu'il en soit, il est important de souligner que la DPP peut aussi se manifester chez des femmes ne présentant aucun facteur de risque connu. De même, ce ne sont pas toutes les femmes affichant des facteurs de risque qui développeront la DPP.

Facteurs de risque de la DPP fondés sur des données probantes

Les données présentées dans ce chapitre proviennent de deux importantes méta-analyses englobant plus de 14 000 sujets (O'Hara et Swain, 1996 ; Beck, 2001) et d'études plus récentes menées auprès de 10 000 autres sujets.

Elles révèlent que les femmes présentant au moins un facteur de risque sont plus susceptibles, *statistiquement parlant*, de développer une DPP que celles qui n'en présentent aucun. Le degré de risque (élevé, modéré et faible) est dérivé d'un procédé statistique nommé « ampleur de l'effet ». (Voir la Figure 2-1.)

Au moment d'interpréter les données issues des études, les experts doivent tenir compte de la façon dont ces études ont été conçues et menées. Toutes les études examinées dans le cadre du présent chapitre sont **prospectives**, c'est-à-dire qu'elles renferment des données recueillies auprès d'un certain nombre de femmes pendant leur grossesse et donc avant même que les chercheurs puissent savoir si elles deviendront ou non dépressives. Il s'agit là de la méthode la plus efficace de recueillir des données.

FIGURE 2-1

Facteurs de risque prénatals de DPP fondés sur des données probantes

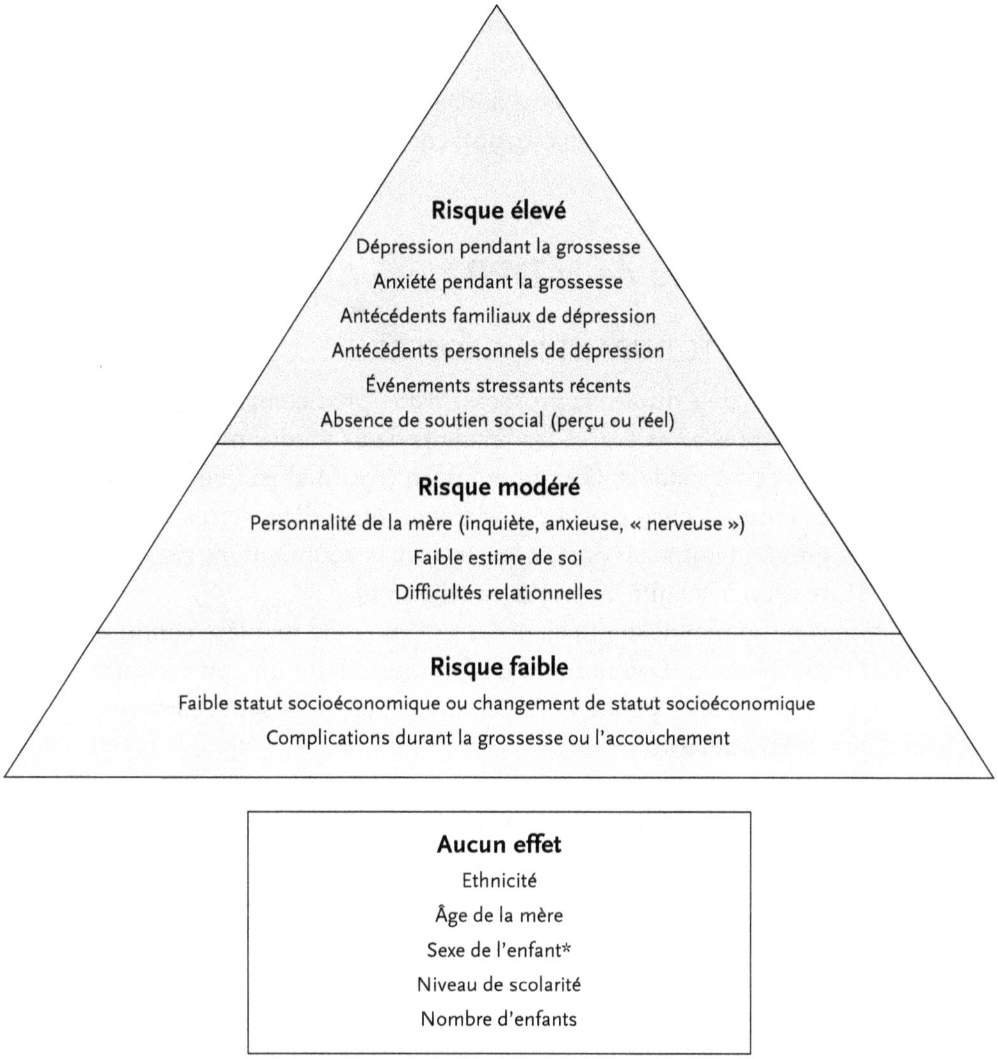

* Le sexe de l'enfant n'est pas un facteur de risque dans les sociétés occidentales, mais peut l'être dans certaines sociétés asiatiques. Selon de récentes études menées à Hong Kong (Lee et coll., 2000) et en Inde (Patel et coll., 2002), il y aurait un lien important entre la déception éprouvée par le conjoint par rapport au sexe de l'enfant, surtout si c'est une fille, et la DPP chez la mère. La réaction des parents au sexe du bébé peut donc est un facteur de risque chez certains groupes. (Ce sujet est abordé au chap. 8.)

Facteurs non associés au développement de la DPP

Selon les données les plus récentes, l'appartenance à un groupe ethnique ou racial ainsi que le niveau de scolarité n'ont pas d'incidence sur le niveau de risque de DPP. La multiparité, c'est-à-dire le fait d'avoir déjà des enfants, ne semble avoir aucun effet protecteur contre la dépression, ni par ailleurs accroître le risque de développer la maladie. Si l'âge n'est pas un facteur de risque chez les mères adultes, le taux de DPP est beaucoup plus élevé chez les mères adolescentes (âgées de 14 à 18 ans) et se chiffre à 26 p. 100 (Troutman et Cutrona, 1990), comparativement à 13 p. 100 chez les mères adultes (voir le chap. 8).

Importants prédicteurs de la DPP

DÉPRESSION OU ANXIÉTÉ DURANT LA GROSSESSE

L'humeur morose ou l'anxiété durant la grossesse est le prédicteur le plus important de la DPP. Après avoir évalué les résultats de 25 études menées auprès d'approximativement 12 000 sujets, O'Hara et Swain (1996) ainsi que Beck (2001) ont constaté que les femmes enceintes qui déclaraient êtres dépressives ou anxieuses sur les questionnaires ou durant les entrevues couraient un risque élevé de souffrir de dépression à la suite de leur accouchement.

Les symptômes ne se manifestent pas nécessairement de manière continue avant et après l'accouchement. Bon nombre de femmes ont eu un épisode durant leur grossesse, se sont rétablies pendant un certain temps, puis sont redevenues dépressives après la naissance du bébé.

ANTÉCÉDENTS FAMILIAUX OU PERSONNELS DE MALADIE MENTALE

Les femmes ayant déjà souffert de dépression à n'importe quel moment de leur vie courent un plus grand risque de développer une dépression du post-partum. D'ailleurs, les études démontrent qu'un épisode antérieur de dépression est l'un des plus importants facteurs de risque de DPP. Dans certains cas, les antécédents de dépression ne sont pas documentés si la femme n'a pas cherché à se faire soigner ou n'a pas reçu de traitement.

D'après les recherches, chez les femmes ayant souffert d'un épisode de DPP, le risque de vivre d'autres épisodes dépressifs sans rapport avec l'accouchement est d'au moins 25 p. 100 (Wisner et coll., 2001), tandis que le risque de souffrir d'autres épisodes de DPP peut atteindre 40 p. 100 (Wisner et coll., 2004).

Les données actuelles laissent entendre que des antécédents familiaux de maladie psychiatrique augmentent le risque de DPP (Johnstone et coll., 2001). Des études qui se sont penchées sur l'effet des antécédents familiaux de dépression chez les femmes souffrant de DPP ont révélé un taux plus élevé de maladie mentale chez les parents proches (Steiner et Tam, 1999; Steiner, 2002; O'Hara et coll., 1984). Les études ont démontré à maintes reprises que les troubles de l'humeur sont souvent héréditaires. Les parents de premier degré (parents, enfants, frères et sœurs) des personnes dépressives courent un risque entre 5,5 p. 100 et 28,4 p. 100 de souffrir eux-mêmes de dépression. On ne sait pas cependant si la transmission de la maladie est de nature génétique ou si l'environnement familial est en cause.

Cela dit, pour évaluer l'influence des antécédents familiaux de maladie mentale sur la DPP, il faut que la femme atteinte soit au courant de ses antécédents (ce qui n'est pas toujours le cas) et soit prête à les divulguer. Vu la grande prévalence de la dépression dans la population en général, bien des femmes auront au moins un parent ayant des antécédents de dépression. Les chercheurs croient que le fait d'avoir plusieurs parents de premier degré (soit des parents proches) atteints de la maladie pourrait augmenter le risque de développer la DPP.

ÉVÉNEMENTS STRESSANTS

Des études ont clairement démontré que la dépression survient souvent à la suite d'événements pénibles ou stressants comme la mort d'une personne chère, un divorce, une rupture, un changement d'emploi, un déménagement, ou encore le fait d'immigrer dans un nouveau pays ou de se retrouver **réfugié**. Ces événements sont des **facteurs de stress** reconnus qui peuvent entraîner des symptômes dépressifs même chez les gens sans antécédents de troubles de l'humeur.

Il est très important de considérer la méthodologie de l'étude pour clarifier le rapport entre les événements de la vie et la DPP. Dans les études rétrospectives, c'est-à-dire qui recueillent des données *après* la naissance du bébé, les femmes ont parfois tendance à surdéclarer les événements de vie stressants et à essayer (peut-être inconsciemment) d'associer leur dépression actuelle à un événement stressant antérieur. On peut éviter ce biais en recueillant les données pendant la grossesse. Selon la recherche, les femmes qui vivent un événement stressant durant leur grossesse sont plus susceptibles de développer la DPP.

ABSENCE DE SOUTIEN SOCIAL

Le fait d'obtenir du soutien social durant des moments stressants a de grands effets protecteurs contre la dépression. Des études ont montré une corrélation entre la dépression et le manque de soutien social durant la grossesse et la période suivant immédiatement l'accouchement (Beck, 1996; Menaghann, 1990; Séguin et coll., 1999). Les données laissent clairement entendre que les femmes qui se sentent peu soutenues courent un risque accru de souffrir de DPP.

Le soutien social est un concept multidimensionnel. Le soutien peut être fourni par un conjoint ou une conjointe, un ou une partenaire, des parents ou des amis. Il existe également différents types de soutien social, notamment le soutien *informationnel* (de bons conseils), le soutien *pratique* (aide pour les soins du bébé et les tâches ménagères) et le soutien *émotif* (amour, attention et sympathie).

Il a été invariablement démontré que le manque *perçu* de soutien social durant la grossesse est un important facteur de risque de la DPP (Séguin et coll., 1999; Forman et coll., 2000). Chez une femme déprimée, il n'est pas rare qu'il y ait une distorsion entre le soutien social perçu (c'est-à-dire sa perception du soutien qu'elle reçoit) et le soutien réel qu'elle obtient (qui peut être objectivement mesuré).

Le soutien offert traditionnellement aux femmes enceintes et aux nouvelles mères varie grandement selon les cultures et les sociétés. Bien que la physiologie de la grossesse et de l'accouchement soit la même partout dans le monde, les concepts et les traditions qui les entourent diffèrent selon les populations.

Dans certaines sociétés, et dans certaines communautés au Canada, la femme qui vient d'accoucher passera quelques semaines chez ses parents, ce qui lui permettra probablement d'obtenir une aide adéquate pour prendre soin du nouveau-né. Un membre de la famille pourra aussi rester avec la mère ou les nouveaux parents pendant quelque temps pour prêter main-forte. Par contre, les femmes nouvellement **immigrées** qui ont peu de parents à proximité peuvent se sentir très isolées dans leur nouveau pays et ne pas retrouver le même degré de soutien que dans leur pays d'origine (Oates et coll., 2004). Ces femmes peuvent être particulièrement vulnérables à la DPP (voir aussi le chap. 8).

Facteurs de risque modéré

FACTEURS DE RISQUE PSYCHOLOGIQUES

Les caractéristiques de la personnalité de la mère, notamment les **traits névrotiques**, la faible estime de soi et un style **cognitif** (ou de pensée) négatif, sont considérées comme des facteurs de risque modéré de DPP.

Si les psychiatres n'emploient plus le terme « névrosé » dans le cadre de leur travail, ce terme apparaît encore dans bien des questionnaires. Les cliniciens considèrent généralement les troubles névrotiques comme un mode de réaction dysfonctionnel face à l'anxiété. Même si la personne peut penser rationnellement et fonctionner socialement, ces troubles lui causent de la détresse. Selon les études, les femmes identifiées dans les questionnaires comme étant de nature « nerveuse », « gênée » ou « inquiète » courent un risque élevé de souffrir de DPP (Johnstone et coll., 2001).

Pareillement, les études ont montré que les femmes ayant un style cognitif négatif – par exemple une propension au pessimisme, à la colère ou à la rumination (le fait de revenir sans cesse sur ses défauts ou de s'autocritiquer) – couraient un risque accru de DPP. Cela semble indiquer que les symptômes psychologiques manifestés après la naissance du bébé pourraient remonter à une période avant la grossesse.

Les problèmes conjugaux ou relationnels durant la grossesse peuvent aussi rendre les femmes plus vulnérables à la DPP. Il a été démontré que les relations insatisfaisantes ou les conflits avec le père de l'enfant (ou partenaire actuel) exacerbe la DPP ou augmente le risque de développer la maladie. Ce phénomène est étroitement lié aux conclusions sur le soutien social, c'est-à-dire que le manque de soutien émotif, pratique et informationnel, surtout de la part du ou de la partenaire, peut entraîner la dépression. Une relation étroite et bienveillante avec le père du bébé (ou partenaire actuel) durant la grossesse et après la naissance de l'enfant contribue à atténuer le stress qui accompagne le rôle de nouveau parent. (Pour un examen plus approfondi de cette question, voir le chap. 7).

Facteurs de risque faible

FACTEURS OBSTÉTRICAUX

Les données issues de méta-analyses montrent que si les complications de la grossesse et de l'accouchement jouent un petit rôle dans le développement de la DPP, elles font quand même partie des facteurs dont il faut tenir compte. Ces complications incluent la **prééclampsie**, l'hyperémèse gravidique et les contractions prématurées, ainsi que l'accouchement par césarienne, l'utilisation des forceps, l'accouchement prématuré et des saignements intra-partum excessifs. Toutefois, les recherches n'ont pas encore réussi à déterminer si les complications obstétricales et le déroulement de l'accouchement augmentent ou non le risque de DPP, ou encore si une hospitalisation ou un alitement prolongé contribue à la dépression.

Les données concernant le rapport entre la DPP et l'accouchement par césarienne sont contradictoires. Il est donc indiqué de faire preuve de prudence au moment de les interpréter, surtout lorsque l'on considère que les taux d'accouchement par césarienne varient énormément entre les régions géographiques, les hôpitaux, sans oublier les pays. Selon plusieurs études récentes, il semblerait que les femmes qui doivent subir une césarienne d'*urgence* sont plus susceptibles de devenir déprimées que celles qui subissent une césarienne de convenance (Boyce et Todd, 1992).

Les études sur le lien entre la DPP, d'une part, et les grossesses non planifiées ou non désirées et l'allaitement, de l'autre, donnent aussi des résultats mitigés. Certaines laissent entendre que le fait de ne pas allaiter six semaines après la naissance du bébé augmenterait le risque de DPP, tandis que d'autres réfutent cette hypothèse. Vu que le taux d'allaitement et les attitudes face à celui-ci varient selon les populations, les cultures et les pays, il n'est pas surprenant que les données à ce sujet diffèrent. Le fait que la mère déprimée puisse décider de ne pas allaiter à cause de la fatigue ou des médicaments qu'elle prend peut aussi être une variable confusionnelle.

On devrait interpréter avec prudence les études qui font état d'un lien entre les grossesses non désirées ou non planifiées et l'apparition de la dépression; le fait qu'une femme n'ait pas planifié sa grossesse concerne uniquement les circonstances de la conception et n'est pas le reflet de ses sentiments envers le fœtus.

STATUT SOCIOÉCONOMIQUE

Le rôle du statut socioéconomique dans l'étiologie des troubles mentaux fait l'objet de bien des discussions. Des chercheurs considèrent les indicateurs de privation socioéconomique, comme le chômage, un faible revenu et un faible niveau de scolarité, comme des facteurs de risque de la maladie mentale, plus particulièrement de la dépression (Organisation mondiale de la santé, 2001). Les données recueillies semblent indiquer que les facteurs socioéconomiques jouent un rôle limité, bien qu'important, dans le développement de la DPP. Un faible revenu, le chômage, les difficultés financières et la situation d'emploi de la mère figurent parmi les prédicteurs possibles de la DPP (O'Hara et Swain, 1996; Warner et coll., 1996).

Aperçu clinique

Bien qu'il n'y ait pas de modèle de femme susceptible de souffrir de DPP, O'Hara et ses collègues (O'Hara et coll., 1996) ont créé un « portrait-robot clinique » qui sera utile aux fournisseurs de services travaillant auprès des femmes enceintes ou des nouvelles mères. Selon ce portrait, une femme à risque de souffrir de DPP peut déjà avoir eu des épisodes de maladie psychique, mais n'a pas nécessairement cherché d'aide pour traiter ses symptômes dépressifs. Si elle a souffert d'un épisode de dépression ou d'anxiété durant sa grossesse, ses symptômes n'ont peut-être pas été reconnus comme les signes d'un état grave ou ont été considérés comme une manifestation « hormonale ». La femme déprimée vit parfois des expériences stressantes et une relation insatisfaisante avec son ou sa partenaire. Elle peut aussi penser que son ou sa partenaire, sa famille et ses amis ne l'appuient pas autant qu'elle le souhaiterait, ou bien elle n'a pas de parents ou d'amis proches pouvant lui fournir du soutien. Une femme présentant l'un des facteurs de risque de la DPP est plus susceptible de développer la maladie

Résumé

Il n'existe pas de facteur de risque unique de la DPP.

Si les experts soupçonnent depuis longtemps l'influence des variations hormonales sur le déclenchement de la DPP, les données dont on dispose à l'heure actuelle indiquent que les facteurs d'ordre social et psychologique jouent un rôle aussi, sinon plus, important.

Tout comme la dépression qui survient à d'autres moments de la vie, la DPP peut être attribuable à une variété de facteurs.

Les principaux facteurs de risque de la DPP sont :

- les symptômes de dépression ou d'anxiété durant la grossesse;
- des antécédents de dépression chez la femme ou les membres de sa famille immédiate;
- l'absence de soutien social;
- des événements stressants (p. ex. déménagement, rupture, décès d'un être cher).

Si une femme présente l'un ou plusieurs de ces facteurs de risque, elle est plus susceptible, statistiquement parlant, de souffrir d'un épisode de DPP qu'une femme n'affichant aucun de ces facteurs de risque.

Toutefois, la DPP peut frapper des femmes n'affichant aucun de ces facteurs de risque et épargner celles qui en présentent.

Le fait de savoir quelles sont les femmes les plus « à risque » peut aider les fournisseurs de services à déterminer la pertinence d'un dépistage de la DPP. (Voir aussi le chap. 3).

3
Détection et dépistage

Pourquoi la dépression du post-partum est-elle souvent non détectée ?

Qu'est-ce que le dépistage ?

Quels devraient être les critères à considérer au moment de décider si l'on doit ou non mettre sur pied un programme de dépistage ?

Quels sont les outils dont se servent les cliniciens pour détecter la dépression du post-partum ?

À quel moment devrait-on procéder au dépistage de la dépression du post-partum ?

Le dépistage de la DPP est-il avantageux pour les nouvelles mères ?

Les fournisseurs de services devraient-ils soumettre les femmes au dépistage de la dépression du post-partum ?

On dénote un intérêt croissant envers les méthodes permettant de détecter la **dépression du post-partum** (DPP) en raison des retombées négatives de cette maladie sur la mère et sa famille. Il n'est cependant pas aisé de déterminer quelle est la meilleure méthode d'identifier les mères qui présentent des risques de DPP ou des symptômes de dépression. Le présent chapitre examine les facteurs qui nuisent à la détection de la DPP ainsi que le rôle que pourraient jouer les programmes de dépistage afin d'améliorer la situation. Il décrit les deux grandes méthodes de dépistage – ciblé ou universel – et donne un aperçu des questions prises en compte au moment de déterminer la pertinence des programmes de dépistage, notamment les mérites des outils actuellement utilisés pour dépister la DPP et le débat concernant le meilleur moment de procéder au dépistage.

Les auteures ne peuvent pas recommander à ce stade-ci la mise sur pied d'un programme de dépistage systématique et universel de la DPP puisqu'il existe encore peu de données scientifiques établissant un lien entre le dépistage et une meilleure issue pour les mères. Comme certains organismes et bureaux de santé du Canada procèdent déjà au dépistage de la DPP, nous avons cru important de décrire les méthodes de dépistage et de cerner les lacunes des recherches sur le dépistage de la DPP.

Obstacles à la détection de la DPP

Même si la DPP est une maladie reconnue depuis longtemps, elle est en grande partie non détectée. Il existe plusieurs raisons pour expliquer ce phénomène. D'abord, les femmes hésitent souvent à obtenir l'aide d'un professionnel (Small et coll., 1994). Même si les mères entent en contact avec divers fournisseurs de services durant la période du post-partum, elles sont souvent réticentes à dévoiler des problèmes affectifs, surtout quand il s'agit de dépression (Brown et Lumley, 2000). Leur réticence peut être en partie attribuable au mythe voulant que la maternité soit synonyme de bonheur et à une idéalisation de ce qu'est une « bonne mère », qui met l'accent sur les sentiments de joie et réprime les sentiments moins heureux. En outre, bien des femmes croient que leurs tourments sont des sentiments normaux de la maternité. Ces femmes attribueront leurs symptômes à d'autres causes que la dépression, comme la fatigue ou des relations difficiles (Small et coll., 1994; Whitton et coll., 1996). À l'opposé, certaines reconnaissent avoir des symptômes de dépression, mais craignent d'être considérées comme de mauvaises mères ou des « malades mentales » . Qui plus est, des cliniciens observent que bon nombre de mères choisissent de ne pas dévoiler leurs symptômes de dépression parce qu'elles ont peur que les travailleurs sociaux leur retirent leur enfant.

Lorsque les femmes décident d'obtenir l'aide de professionnels, il peut arriver que leurs symptômes soient minimisés ou considérés comme des phénomènes normaux, ce qui suscite chez elles de la gêne, de la déception ou de la frustration (Beck, 1993). La méconnaissance des services d'aide constitue un autre obstacle important (McIntosh, 1993). Les membres de la famille peuvent aussi être un élément dissuasif, particulièrement lorsque leur culture juge inacceptable d'avouer à une personne qui n'est pas de la famille que l'on souffre de dépression. Enfin, la langue constitue un autre obstacle de taille à l'obtention de services d'aide, notamment chez les populations canadiennes françaises établies dans des régions où elles sont en minorité et chez les populations **immigrantes** qui ne parlent pas l'anglais. À cela vient parfois s'ajouter l'impression que les fournisseurs de services ne respecteront pas les croyances et traditions véhiculées par la culture de la patiente.

Les fournisseurs de services peuvent aussi contribuer au sous-diagnostic de la DPP. Leur formation dans l'évaluation et la prise en charge de la DPP étant souvent limitée, ils ne pensent pas à poser des questions aux mères sur leur humeur et ne sont pas en mesure de reconnaître les symptômes de dépression. Parfois, ils ne savent tout simplement pas comment aider ces femmes et hésitent à soulever ces questions.

SOMMAIRE DES OBSTACLES À LA DÉTECTION DE LA DPP

Obstacles qui empêchent les mères de reconnaître ou de dévoiler la DPP
- croyance dans le mythe populaire voulant que la maternité soit synonyme de bonheur
- croyance voulant que leurs tourments soient des sentiments normaux de la maternité
- peur d'être considérées comme des « malades mentales » ou des « mauvaises mères » et de se faire retirer leur enfant
- méconnaissance des services d'aide et des démarches à faire pour les obtenir
- pression des membres de la famille pour les dissuader d'aller chercher de l'aide

Obstacles qui empêchent les fournisseurs de services de détecter la DPP
- absence d'évaluation de la DPP
- diminution de l'importance des symptômes de dépression
- formation ou compétences limitées dans la détection et la prise en charge de la DPP
- méconnaissance des moyens de fournir de l'aide entraînant une réticence à soulever la question
- services non adaptés à la culture
- non disponibilité des services dans la langue de la personne, ce qui l'empêche d'exprimer ses émotions

Qu'est-ce que le dépistage ?

Le dépistage fait référence à un moyen systématique de détecter des maladies ou troubles, comme la DPP, auprès de populations données (p. ex. les nouvelles mères). Il se fait à l'aide d'outils ou de pratiques spécifiques visant à détecter une maladie ou un trouble chez des personnes qui ne se perçoivent pas comme étant à risque ou qui ne se croient pas touchées par une maladie ou ses complications (p. ex. la dépression). Le clinicien pose des questions ou remet à la personne un autre outil, tel qu'un questionnaire à remplir. Les réponses aux questions déterminent si cette personne pourrait bénéficier d'un examen plus approfondi ou d'un traitement approprié.

Les outils de dépistage ne permettent pas de poser un diagnostic mais plutôt d'identifier les personnes qui sont à risque de développer la maladie ou qui affichent des symptômes de la maladie. Dans le cas de la DPP, par exemple, les fournisseurs de services peuvent identifier les femmes qui auraient besoin d'une évaluation plus approfondie ou d'un diagnostic par un spécialiste de la santé mentale.

Il existe deux grands types de dépistage : ciblé ou universel. Lorsqu'il est ciblé, le dépistage se fait uniquement chez les personnes identifiées comme étant à risque de développer une maladie ou un trouble donné. Le clinicien utilise l'une des deux façons suivantes pour identifier une personne à risque :
- La personne elle-même, un membre de sa famille ou son fournisseur de services sociaux ou de santé reconnaît les symptômes de la maladie ou du trouble.

- Le clinicien s'aperçoit, en procédant à une évaluation clinique ou en utilisant un outil de dépistage général, que la personne présente un ou plusieurs facteurs de risque de la maladie ou du trouble. L'un de ces outils de dépistage général est le formulaire d'évaluation de la santé psychosociale anténatale (en anglais Antenatal Psychosocial Health Assessment ou ALPHA), qui est rempli par bon nombre de médecins suivant des femmes enceintes en Ontario. Ce formulaire renferme un volet sur la dépression et examine 15 facteurs de risque psychosociaux regroupés en quatre catégories: dynamique familiale, facteurs maternels, consommation d'alcool ou de drogues et violence familiale.

Lorsqu'il est universel, le dépistage est effectué auprès de tous les membres d'une population donnée (p. ex. les nouvelles mères). Le dépistage universel peut permettre de détecter tous les cas d'une maladie ou d'un trouble, mais il nécessite beaucoup de ressources. Étant donné les coûts importants associés aux programmes de dépistage universel, on ne les met généralement pas en œuvre avant d'avoir des données substantielles démontrant qu'ils peuvent améliorer la santé de la population visée.

Vu le plus petit nombre de personnes examinées dans le cadre d'un programme de dépistage ciblé, cette méthode est habituellement moins coûteuse et donc plus facile à mettre en œuvre dans différents milieux. Toutefois, il y a davantage de probabilités que certains cas ne soient pas détectés parce que la population n'a pas été évaluée au complet. Le nombre de cas non détectés dépend de la maladie dont il est question. Personne ne sait combien de cas ne seraient pas détectés dans le cadre d'un programme de dépistage ciblé de la DPP.

Le dépistage peut sauver des vies ou améliorer la qualité de vie en permettant de poser un diagnostic précoce d'une maladie grave. Il n'est cependant pas sans faille: tout programme de dépistage, qu'il soit ciblé ou universel, produira un certain nombre de *faux résultats positifs* (c.-à-d. de personnes identifiées à tort comme étant atteintes) et de *faux résultats négatifs* (c.-à-d. de personnes identifiées à tort comme n'étant *pas* atteintes).

Critères des programmes de dépistage

Il existe des critères spécifiques permettant de mettre sur pied des programmes efficaces de dépistage universel ou ciblé. Ces critères touchent trois aspects: 1) le trouble ou la maladie en question; 2) les outils de dépistage; 3) le système de santé (voir le tableau 3-1) (Wilson et Junger, 1968).

CRITÈRES CONCERNANT LA MALADIE

Les fournisseurs de services ne devraient avoir recours au dépistage que lorsque la maladie en question est considérée comme un important problème de santé. Si une maladie est extrêmement rare, le coût du dépistage et les efforts à déployer peuvent être prohibitifs. Il faut donc connaître la prévalence de la maladie au sein de la population avant de lancer un programme de dépistage à grande échelle. On doit aussi avoir des raisons de croire que le dépistage précoce et la prise en charge de la maladie auront des résultats bénéfiques pour les personnes concernées. Enfin, on doit pouvoir traiter les personnes chez qui on a diagnostiqué la maladie.

La DPP satisfait à certains de ces critères. Elle touche approximativement 13 p. 100 des nouvelles mères, ce qui en fait un important problème de santé publique. De plus, il existerait, selon les recherches, des traitements efficaces contre la maladie (voir le chap. 5). Par contre, les différents traitements ne sont pas toujours facilement accessibles, surtout dans les régions rurales et éloignées. Néanmoins, le dépistage précoce pourrait aider les mères à obtenir un traitement et diminuer les effets potentiellement néfastes de la maladie à long terme.

CRITÈRES CONCERNANT LES OUTILS DE DÉPISTAGE

Les outils de dépistage devraient être précis et permettre d'identifier les personnes atteintes de la maladie ou à risque de la développer. Ils devraient être sûrs, pratiques et convenables pour les femmes, économiques, faciles à interpréter et à intégrer dans le cadre du travail des fournisseurs de services. Ils devraient également être validés dans d'autres langues que l'anglais.

Il existe plusieurs outils de dépistage de la DPP (voir la page 30). La précision de ces outils a été comparée à celle d'entrevues cliniques diagnostiques et, grâce à une planification adéquate, ils peuvent être facilement intégrés dans le cadre de travail. En outre, des études indiquent que les femmes accueilleraient favorablement le dépistage de la DPP. Toutefois, la précision de ces outils a principalement été évaluée auprès de femmes blanches ou natives de leur pays de résidence (p. ex. auprès de Chinoises en Chine ou à Hong Kong). Peu d'études ont été faites en vue d'évaluer ces outils auprès de femmes immigrantes ou de populations multiculturelles. Des recherches supplémentaires s'imposent également afin de déterminer le mode d'administration (p. ex. en personne, téléphone, autoadministration) le plus efficace et le mieux reçu au sein des différentes cultures.

CRITÈRES CONCERNANT LE SYSTÈME DE SANTÉ

Un programme de dépistage devrait tenir compte de plusieurs critères relatifs au système de santé. Essentiellement, ces critères visent à faire en sorte que les personnes identifiées comme étant à risque ou atteintes à la suite du dépistage reçoivent des soins appropriés. Il faudrait, par exemple, qu'un traitement soit disponible pour les personnes chez qui la maladie a été détectée de façon précoce et qu'il y ait des preuves que le traitement précoce donne de meilleurs résultats qu'un traitement tardif. Avant de mettre en place un programme de dépistage, l'organisme ou le bureau de santé devrait établir, de façon concertée et en se fondant sur des données probantes, des politiques sur l'aiguillage et sur les options de prévention et de traitement accessibles et acceptables.

Qui plus est, il est important de définir les responsabilités dans le cadre du programme de dépistage (c.-à-d. qui fait quoi et quand). Les responsables de l'administration du programme doivent préciser la façon dont les résultats du dépistage seront versés au dossier médical du patient et aborder les questions touchant la confidentialité des renseignements. Il faut également qu'il y ait un rapport d'équilibre économique entre les coûts du programme (incluant les tests, le diagnostic et le traitement) et les coûts du système de santé dans son ensemble. Une fois le programme mis en place, on doit en assurer le suivi et l'évaluation sur une base continue. Pour plus de renseignements sur ces critères, nous recommandons aux lecteurs de se référer aux ouvrages de Muir-Gray (2001), Cadman et coll. (1984) et Sackett (1987).

Dans le cas de la DPP, les critères se rapportant au système de santé sont moins développés que les autres. Dans bon nombre de collectivités, il existe peu d'options pour traiter ou prévenir efficacement la DPP. On ne devrait pas entreprendre le dépistage de la DPP avant qu'il y ait des services vers lesquels on peut aiguiller les femmes à risque. Les quelques programmes de dépistage de la DPP en place actuellement n'ont pas fait l'objet d'évaluations assez approfondies sur leurs coûts et leurs avantages. *Les fournisseurs de services disposent donc de données limitées pour élaborer un programme efficace de dépistage intégrant les critères relatifs au système de santé.* Il s'agit là d'une contrainte sérieuse puisque, selon les experts en dépistage, les interventions de santé publique, telles que le dépistage, devraient être soumises à des évaluations aussi rigoureuses que les interventions cliniques. Toujours selon eux, il faut pouvoir démontrer les avantages du dépistage auprès de populations en santé, puisque ce type d'intervention peut être lourd pour les personnes ne présentant pas de problème particulier. Il est donc nécessaire de procéder à d'autres recherches pour guider la mise en place de programmes de dépistage de la DPP.

TABLEAU 3-1

Critères des programmes de dépistage et rapport avec la DPP

Critères relatifs à la maladie	**La DPP répond-elle à ce critère ?**
• La maladie devrait être un important problème de santé.	Oui
• La progression de la maladie doit être comprise.	Oui
• On doit pouvoir disposer d'un traitement efficace contre la maladie.	On dispose d'un traitement efficace, mais il n'est pas disponible à grande échelle.
Critères relatifs aux outils de dépistage	
• Les outils de dépistage doivent être sensibles, spécifiques et avoir une bonne valeur prédictive.	Les outils ont principalement été évalués auprès de femmes blanches ; il nous faut plus d'information sur les femmes immigrantes et de populations multiculturelles.

• La méthode de dépistage doit être sûre et pratique et convenir à la population ciblée.	Oui
• Les outils de dépistage doivent être économiques, faciles à interpréter et à intégrer dans le cadre du travail.	Oui
• Les outils de dépistage doivent être accessibles à la population ciblée.	Les outils n'ont pas tous été traduits et validés.
Critères relatifs au système de santé	
• Un traitement efficace doit être disponible pour les personnes chez qui la maladie a été détectée de façon précoce; on doit avoir des preuves qu'un traitement précoce donne de meilleurs résultats qu'un traitement tardif. • Des politiques devraient énoncer les mesures à prendre dans le cas de résultats marginaux afin d'éviter la suridentification. • Des politiques sur l'aiguillage et sur les options accessibles et acceptables de prévention et de traitement devraient être établies de façon concertée à partir de données probantes. • On doit disposer d'installations de dépistage, de diagnostic et de traitement étant donné que l'absence de suivi annule les avantages du dépistage. • Les responsabilités doivent être clairement définies (c.-à-d. qui fait quoi et quand). • Des lignes directrices devraient établir la façon de verser les résultats au dossier médical. • Il doit y avoir un rapport d'équilibre économique entre les coûts du programme (incluant les tests, le diagnostic et le traitement) et les coûts du système de santé dans son ensemble. • On doit faire en sorte que le parcours de soins soit suivi, sinon le dépistage ne donne rien (c.-à-d. que la personne qui obtient des résultats positifs doit pouvoir recevoir les soins recommandés dans les politiques de dépistage). • On doit assurer le suivi et faire l'évaluation du programme de dépistage sur une base continue. • Les programmes de dépistage devraient être modifiés pour tenir compte des données issues des recherches les plus récentes.	Nous ne disposons pas encore de données pour l'ensemble du système; les données varient selon les régions.

En résumé, la DPP répond partiellement aux critères concernant la maladie et les outils nécessaires pour mettre sur pied un programme de dépistage. En revanche, elle ne satisfait pas aux critères relatifs au système de santé puisqu'il n'y a pas eu d'évaluation économique des programmes de dépistage de la DPP (incluant les tests, le diagnostic et le traitement). On constate toutefois que, sur le plan des politiques d'aiguillage et de la disponibilité du traitement, la situation varie selon les régions : certaines collectivités ont un système d'aiguillage et de traitement bien développé, efficace et accessible, tandis que d'autres commencent à peine à cerner les besoins des femmes durant la période post-partum ou disposent de ressources limitées pour répondre à ces besoins. Les fournisseurs de services doivent examiner avec soin la conformité à ces critères dans chaque région avant de décider de mettre en place un programme de dépistage. En bout de ligne, les femmes ne devraient pas être soumises à un dépistage de la DPP tant qu'on n'a pas la certitude que toutes celles qui obtiennent des résultats positifs auront accès, au moment opportun, à des ressources appropriées et efficaces de prévention et de traitement. Ces ressources peuvent être très limitées dans les régions rurales ou éloignées.

Outils de dépistage de la DPP

La méthode la plus courante et la plus pratique sur le plan clinique pour dépister les symptômes de dépression chez les nouvelles mères est de leur faire remplir un questionnaire. Il existe plusieurs questionnaires autoadministrés permettant d'évaluer la fréquence ou la gravité des symptômes dépressifs. Les outils de dépistage ne visent pas à diagnostiquer la dépression clinique, mais plutôt à en identifier les symptômes possibles et à déterminer si une évaluation plus approfondie s'impose. Ils ne remplacent pas le diagnostic qui, lui, nécessite une évaluation clinique exhaustive. Pour en savoir davantage sur la façon d'obtenir un diagnostic de DPP, veuillez vous référer au chapitre 6.

INVENTAIRE DE DÉPRESSION POSTNATALE D'ÉDIMBOURG

Le questionnaire autoadministré le plus largement utilisé pour le dépistage de la DPP est sans conteste l'**Inventaire de dépression postnatale d'Édimbourg, ou EPDS** (Edinburgh Postnatal Depression Scale) (Cox et coll., 1987). Il s'agit d'un questionnaire de 10 énoncés qui est distribué gratuitement et qui a été utilisé avec succès partout dans le monde (voir l'Annexe A, page 151). Il est généralement administré à différentes périodes après la naissance de l'enfant. Le score maximum du questionnaire est de 30 points, chaque réponse aux 10 questions étant notée selon une échelle allant de 0 à 3 points. Les questions portent sur les sentiments éprouvés par la mère durant les sept derniers jours, notamment l'humeur dépressive, l'**anhédonisme** (incapacité à ressentir du plaisir), la culpabilité, l'anxiété et les pensées autodestructrices.

Selon la recherche, une note de 13 ou plus indique des symptômes de dépression majeure. Les femmes qui obtiennent une note de 10 ou plus sont aiguillées vers des services communautaires de dépistage (c.-à-d. qui sont offerts à l'ensemble des mères ayant ou non des symptômes dépressifs) de façon à identifier toutes celles qui sont atteintes de dépression ou susceptibles de développer la DPP (Cox et coll., 1987). En règle générale, toutes les mères qui obtiennent une note de 10 ou plus devraient être aiguillées vers un fournisseur de services qualifié qui procédera à une évaluation plus approfondie (voir l'Annexe B, page 153).

Contrairement à d'autres échelles d'évaluation de la dépression, l'EPDS ne comporte pas de questions sur les symptômes somatiques, comme l'insomnie et le changement de l'appétit, qui touchent presque toutes les nouvelles mamans durant la période post-partum. Un seul énoncé traite d'un symptôme somatique: « Je me suis sentie si malheureuse que j'ai eu des problèmes de sommeil ». Cela présente un avantage, sauf auprès d'un sous-groupe de femmes atteintes de DPP qui semblent avoir principalement des symptômes physiques ou somatiques plutôt que psychologiques (Ross et coll., 2003).

L'EPDS a aussi l'avantage d'être disponible dans plus de 23 langues et d'avoir été validé par des chercheurs de diverses disciplines. Si des scores-seuils légèrement différents ont été suggérés pour les diverses versions traduites, cela est un problème inhérent à la plupart des outils traduits et non seulement à l'EPDS. Une étude assez récente a d'ailleurs examiné les scores-seuils propres à différentes cultures (Eberhard-Gran et coll., 2002). Le chapitre 8 traite de l'utilisation de l'EPDS et d'autres outils de dépistage auprès de femmes de diverses cultures. Toutefois, la plupart des études ayant validé l'EPDS au sein de différentes cultures ne portaient pas sur des femmes ayant quitté leur pays d'origine et immigré dans un nouveau pays. Aucune étude n'a été faite non plus sur l'utilisation de l'EPDS au sein d'une grande population multiculturelle.

Malgré ces limites, l'EPDS est un outil reconnu internationalement et largement utilisé par les chercheurs et les fournisseurs de services de santé pour évaluer les symptômes de dépression chez les nouvelles mères pour les raisons suivantes: 1) il est facile à administrer (il ne requiert pas beaucoup de temps ni de formation spéciale et peut même être administré au téléphone); 2) il ne porte pas préjudice aux femmes (grande acceptation dans diverses cultures); 3) il peut facilement être intégré dans le cadre du travail clinique quotidien.

QUESTIONNAIRE DE DÉPISTAGE DE LA DÉPRESSION DU POST-PARTUM

Le **questionnaire de dépistage de la dépression du post-partum (ou PDSS** pour Postpartum Depression Screening Scale) est un outil plus récent pour lequel il faut payer et qui comporte 35 questions regroupées dans sept dimensions (Beck et Gable, 2000). Il est généralement administré tôt durant la période post-partum (environ six semaines suivant l'accouchement). Le PDSS pose des questions sur les troubles du sommeil et de l'appétit, l'anxiété et l'insécurité, les brusques changements émotifs, les déficiences sur le plan **cognitif**, le sentiment de ne plus être soi-même, la culpabilité, la honte et les pensées autodestructrices. Chacune des 35 questions énonce ce que peut ressentir une femme après la naissance de son enfant. Les répondantes doivent indiquer dans quelle mesure elles sont en accord ou en désaccord avec chaque énoncé à l'aide d'une échelle de cinq points afin d'évaluer leur état durant les deux dernières semaines.

Un score de 80 indique des symptômes de dépression majeure tandis qu'un score de 60 indique une probabilité de symptômes dépressifs. Jusqu'à présent toutefois, très peu d'études publiées ont comparé le PDSS et l'EPDS afin de déterminer lequel des deux outils est le plus efficace (Beck et Gable, 2001a; Beck et Gable, 2001b). Le PDSS est un nouvel outil qui commence tout juste à être traduit dans diverses langues, et l'on ne connaît pas son degré d'acceptation au sein de différentes cultures. Puisque que seuls quelques chercheurs, et principalement son concepteur, ont jusqu'ici évalué sa précision, il est absolument nécessaire que d'autres études indépendantes soient effectuées.

AUTRES OUTILS

Outre l'EPDS, le PDSS et d'autres outils de dépistage autoadministrés, il existe un certain nombre d'entrevues cliniques standard et d'échelles spéciales ayant été évaluées par des cliniciens pour détecter la dépression (quoique pas spécifiquement la DPP). Les cliniciens ou chercheurs dûment formés qui connaissent bien les systèmes diagnostiques comme le *DSM-IV* s'en servent généralement à des fins de recherche. Il n'est pas recommandé d'utiliser ces instruments (p. ex. les échelles de dépression de Hamilton et Montgomery-Asberg) dans le cadre du travail clinique courant.

Points à considérer au moment d'utiliser les outils de dépistage

Des chercheurs et cliniciens (Elliott et Leverton, 2000) ont cerné certaines des idées fausses couramment répandues sur l'utilisation et l'interprétation des outils de dépistage de la DPP. Voici quelques erreurs à éviter:

- *« Une note sous le score-seuil confirme que la mère n'a pas de problème de santé mentale. »* Si l'on prend l'EPDS à titre d'exemple, il est peu probable qu'une mère qui obtient une note de moins de 10 présente des symptômes de dépression importants sur le plan clinique. Mais cela n'est toutefois pas impossible, surtout lorsque l'outil est administré auprès d'une population multiculturelle. Les fournisseurs de services doivent aussi reconnaître qu'une note basse à l'EPDS n'écarte pas la possibilité de symptômes d'autres troubles mentaux ou états inquiétants (p. ex. troubles anxieux ou **psychose**).
- *« Une femme ne peut que réussir ou échouer le test de dépistage. »* Les résultats des outils de dépistage tels que l'EPDS indiquent un degré de détresse maternelle. Le choix du score-seuil est jusqu'à un certain point arbitraire et dépend du but visé par l'exercice de dépistage. Si la personne qui administre le test le fait pour confirmer la présence de symptômes dépressifs afin d'entreprendre un traitement, un score-seuil de plus de 13 à l'EPDS peut être approprié. Cependant,

si le dépistage a pour but d'identifier les mères peut-être atteintes de DPP à des fins d'évaluation plus exhaustive ou s'il vise à identifier, dans un cadre communautaire, les mères présentant des facteurs de risque connus de la DPP, alors un score-seuil de plus de neuf peut être approprié. Autrement dit, on ne peut pas « échouer » un test de dépistage.

- *« L'outil de dépistage sert à décider si un traitement est nécessaire ou non ; si la femme obtient une note au-dessus du score-seuil, on doit l'aiguiller vers un fournisseur de services. »* La note de l'EPDS n'est qu'un des facteurs à considérer au moment de décider si l'on doit ou non entreprendre un traitement ou proposer des mesures de prévention. Le jugement clinique joue ici un rôle critique. Enfin, il est important que la décision soit prise de façon concertée entre la femme et le fournisseur de services.

Quand dépister la DPP

DÉPISTAGE PRÉNATAL

Au cours des dernières décennies, on a testé un grand nombre d'outils de dépistage pour déterminer leur efficacité auprès des femmes enceintes à risque de développer la DPP. Une excellente analyse de 16 études menées dans plusieurs pays (notamment le Royaume-Uni, le Portugal, l'Australie, la Suède et le Danemark) a révélé que le dépistage prénatal n'avait pas permis d'identifier toutes les femmes qui ont par la suite développé la DPP et qu'il avait par contre identifié un grand nombre de femmes à risque qui, elles, n'avaient pas développé la maladie (Austin et Lumley, 2003). *Si le dépistage prénatal peut sensibiliser les femmes et leurs fournisseurs de soins à la DPP, les données démontrent clairement qu'il ne permet pas d'identifier de manière fiable les femmes à risque de développer la maladie. Il n'est donc pas recommandé d'intégrer le dépistage aux soins prénatals courants.*

Toutefois, environ 12 p. 100 des femmes sont déprimées durant leur grossesse (Bennett et coll., 2004), et l'EPDS permet de détecter les symptômes dépressifs chez les femmes enceintes. Si les critères décrits plus haut concernant le système de santé sont satisfaits, un organisme ou bureau de santé pourrait utiliser l'EPDS ou un autre outil de dépistage pour identifier les femmes déprimées durant la grossesse et leur trouver un traitement le plus rapidement possible.

Si le but visé est de détecter une dépression *en cours* plutôt qu'une dépression *future*, on peut procéder au dépistage durant la période prénatale. La décision de mettre sur pied un programme de dépistage prénatal de la dépression doit être fondée sur les mêmes critères décrits plus bas sur le dépistage postnatal. Toutefois, étant donné que très peu de recherches ont été faites jusqu'ici sur l'efficacité du dépistage prénatal, les données ne nous permettent pas de déterminer si le fait de détecter la dépression durant la grossesse aura des effets bénéfiques pour les mères (voir plus bas « Le dépistage de la DPP est-il avantageux pour les nouvelles mères ? »).

DÉPISTAGE DURANT LA PÉRIODE POST-PARTUM

Pour éviter les faux résultats positifs de DPP, les experts suggéraient traditionnellement de procéder au dépistage entre la sixième et la huitième semaine suivant l'accouchement, après que les symptômes du blues du post-partum se soient estompés. Dans le système canadien, la plupart les femmes font l'objet d'un suivi médical environ six semaines après leur accouchement, ce qui facilite parfois un tel dépistage.

Plus récemment, certains chercheurs et fournisseurs de soins de santé ont indiqué qu'un dépistage immédiat, soit dans les deux semaines suivant l'accouchement, pourrait être préférable, et ce, malgré le taux élevé de faux résultats positifs. Les données indiquent sans conteste qu'un sentiment d'abattement observé chez la mère durant les deux premières semaines de la période post-partum était un important prédicteur de DPP (Hannah et coll., 1992; Hapgood et coll., 1988; Teissedre et Chabrol, 2004; Yamashita et coll., 2000; Yoshida et coll., 1997). Par exemple, parmi un échantillon représentatif de 594 mères canadiennes ayant rempli l'EPDS une semaine, quatre semaines et huit semaines après leur accouchement, le score obtenu à l'EPDS la première semaine a permis d'identifier plus de 80 p. 100 des femmes qui ont manifesté des symptômes dépressifs à la quatrième et à la huitième semaine (Dennis, 2004a). Si l'on se fie à ces résultats, un dépistage immédiat (accompagné d'un suivi adéquat pour confirmer que les symptômes dépressifs répondent aux critères diagnostiques de la DPP) peut être très utile pour identifier les femmes qui pourraient bénéficier d'un traitement.

Le plus grand avantage du dépistage immédiat durant la période post-partum est bien sûr que les femmes identifiées comme étant dépressives seront traitées beaucoup plus rapidement, ce qui est bénéfique autant pour elles que pour leur famille (voir le chap. 5). Par contre, le plus grand désavantage du dépistage immédiat est qu'une proportion importante de femmes identifiées comme étant dépressives peuvent ne pas répondre aux critères de la DPP et ne pas avoir besoin d'un traitement, ce qui gaspille des ressources. Toutefois, lorsque les ressources le permettent, un programme en deux étapes, où les femmes identifiées lors du premier dépistage font l'objet d'une deuxième évaluation à une date ultérieure, peut être le plus efficace. Les études n'ont pas encore permis de délimiter l'intervalle entre la première et la deuxième évaluation.

Il n'existe pas de données précisant à quel moment le dépistage devrait être fait durant la période post-partum, mais il est peu probable qu'il y ait un moment *critique*. Vu le manque de données scientifiques à cet effet, il semble raisonnable que les fournisseurs décident à quel moment procéder au dépistage en se fondant sur 1) les normes de soins actuellement en place et 2) le moment où ils peuvent joindre le plus grand nombre de nouvelles mères possible.

Le dépistage de la DPP est-il avantageux pour les nouvelles mères ?

Si le dépistage universel et ciblé de la DPP peut contribuer à identifier les femmes présentant des symptômes dépressifs qui ont besoin d'aide, ses avantages et ses résultats n'ont pas encore été bien explorés. Par exemple, peu d'études ont examiné les effets du dépistage sur le nombre de femmes qui reçoivent un traitement approprié (Schaper et coll., 1994).

LE DÉPISTAGE DE LA DPP AUGMENTE-T-IL LE NOMBRE DE MÈRES RECEVANT UN TRAITEMENT APPROPRIÉ ?

Le lien entre le dépistage de la DPP et l'obtention d'un traitement n'a pas été clairement démontré. Une analyse systématique (Pignone et coll., 2002) des études sur la dépression généralisée (non de la dépression du post-partum) a révélé que le dépistage n'entraînait pas d'augmentation significative du nombre de patients traités (Dowrick, 1995; Linn et Yager, 1980; Williams et coll., 1999). Dans l'une des études analysées, le dépistage avait entraîné une hausse des ordonnances d'antidépresseurs, mais pas du nombre de recommandations vers du counseling ou des soins psychiatriques (Callahan et coll., 1994). Une autre a constaté qu'il n'avait donné lieu qu'à une augmentation de 10 p. 100 du nombre de personnes ayant obtenu un traitement approprié (Wells et coll., 2000). Le lien entre le dépistage de la dépression et l'obtention d'un traitement approprié est donc pour le moins ténu. Par conséquent, il est nécessaire de mener d'autres recherches plus précisément sur la dépression durant la période du post-partum.

LE DÉPISTAGE AUGMENTE-T-IL LE NOMBRE DE MÈRES QUI SE RÉTABLISSENT DE LA DPP ?

Tout comme dans le cas de l'obtention d'un traitement approprié, le lien entre le dépistage et l'augmentation du nombre de mères qui se rétablissent de la DPP n'a pas été clairement établi. À l'examen de la documentation sur la dépression généralisée, l'on constate que l'effet du dépistage sur le rétablissement est très variable. Dans le cas du dépistage de la dépression chez les adultes (Pignone et coll., 2002), deux études de petite envergure ont révélé que le dépistage avait réduit de façon considérable le nombre de patients souffrant ultérieurement de dépression majeure (Johnstone et Goldberg, 1976; Zung et King, 1983). Toutefois, deux études de plus grande envergure n'ont fait ressortir qu'une amélioration modérée sur le plan de la rémission de la dépression (Wells et coll., 2000; Williams et coll., 1999). Selon quatre autres recherches, le nombre de patients manifestant ultérieurement des symptômes dépressifs était demeuré à peu près inchangé (Callahan et coll., 1996; Callahan et coll., 1994; Reifler et coll., 1996; Whooley et coll., 2000). Dans l'ensemble, le lien entre le dépistage et l'amélioration des taux de rémission de la dépression semble faible.

Bref, jusqu'ici, aucune étude n'a examiné dans quelle mesure le dépistage de la DPP améliore au bout du compte la santé mentale des femmes durant la période post-partum. La recherche sur la dépression généralisée chez les hommes et les femmes, en dehors de la période post-partum, a donné des résultats décevants : le dépistage n'a pas permis d'augmenter de façon constante le nombre de personnes qui obtiennent un traitement ou qui se rétablissent de la dépression.

Il y a un certain nombre de raisons pouvant expliquer ces résultats décevants à long terme. Dans le cas de la DPP, le problème ne réside probablement pas dans le processus de dépistage en soi puisque, selon les recherches, l'intégration d'outils tels que l'EPDS aide les fournisseurs de soins de santé à identifier les femmes pouvant souffrir de DPP (Evins et coll., 2000; Fergerson et coll., 2002). Cependant, une fois que les fournisseurs ont identifié ces femmes, ils n'ont pas toujours les ressources et l'expertise pour leur offrir un traitement approprié. *Il est donc nécessaire de poursuivre les recherches et d'être en mesure d'offrir de façon constante un accès aux traitements avant de recommander la mise sur pied d'un programme de dépistage universel ou ciblé pour améliorer la santé mentale des mères.*

Devrait-on soumettre les femmes au dépistage de la DPP ?

Les programmes de dépistage universel sont très coûteux. Outre les coûts économiques, il faut tenir compte du tort que l'on peut faire en identifiant des femmes à risque sans pouvoir leur donner accès à des traitements efficaces. On doit également considérer les coûts associés aux faux résultats positifs (c.-à-d. les femmes identifiées à tort comme ayant la DPP), y compris la **stigmatisation** qui peut en découler (Austin et Lumley, 2003; McLennan et Offord, 2002; Pignone et coll., 2002).

Vu qu'il n'a pas été encore démontré de façon fiable que le dépistage améliorait la santé mentale des mères et compte tenu des coûts substantiels associés à la mise en place d'un programme de dépistage universel, les auteures ne peuvent pas, à ce stade-ci, recommander la mise sur pied de programmes de dépistage universel de la DPP. Grâce aux efforts soutenus déployés sur le plan de la recherche et de la pratique clinique, nous espérons que l'amélioration des soins dispensés aux femmes manifestant des symptômes de DPP fera ressortir les avantages d'un programme universel de dépistage. Entre-temps, les coûts d'un tel programme surpassent ses avantages.

Là où des ressources existent toutefois, bien des fournisseurs de services désirent ardemment mettre en place une certaine forme de dépistage afin de mieux identifier les femmes pouvant souffrir de DPP. Les bureaux ou organismes de santé ayant des moyens économiques et thérapeutiques substantiels peuvent prendre les rennes de la recherche visant à évaluer les avantages éventuels d'un programme de dépistage universel. D'autres pourraient envisager une approche plus ciblée (p. ex. en administrant l'EPDS uniquement aux femmes ayant obtenu un score élevé lors d'une évaluation psychosociale).

S'ils décident de mettre sur pied un programme de dépistage, universel ou ciblé, les fournisseurs de services doivent *d'abord* assurer le respect des critères décrits plus haut relativement aux outils de dépistage et au système de santé. Plus spécifiquement, ils devront:

- évaluer la précision des outils de dépistage si ces derniers sont utilisés auprès de femmes immigrantes ou issues d'une population multiculturelle;
- élaborer des stratégies pour joindre toutes les mères à risque élevé (p. ex. comment joindre les mères qui ne se présentent pas à leur rendez-vous de suivi six semaines après l'accouchement ou refusent la visite d'une infirmière de santé publique à domicile);
- mettre en place, en s'appuyant sur des données probantes, des protocoles pour recommander aux femmes obtenant des résultats positifs un traitement ou des mesures de prévention appropriés (voir les chap. 4 et 5);
- établir clairement qui sera responsable d'identifier les mères à soumettre au dépistage (dans le cas d'un dépistage ciblé, en fonction de facteurs de risque précis ou du score obtenu à une évaluation psychosociale), qui administrera l'outil de dépistage et qui aura accès aux résultats;
- élaborer des lignes directrices pour évaluer les effets bénéfiques du programme de dépistage, tels que le nombre de femmes ayant reçu un traitement approprié et s'étant rétablies au bout d'une période donnée (p. ex. 12 semaines après l'accouchement ou X semaines après le début du traitement);
- mettre en place des stratégies pour minimiser les effets préjudiciables décrits plus haut et pouvant découler du dépistage, ce qui pourrait inclure une campagne d'information publique visant à atténuer la stigmatisation associée à la DPP;
- examiner les coûts du programme de dépistage pour s'assurer que l'on fait un usage judicieux des ressources limitées.

Bref, il n'y a pas de réponse simple à la question « Devrait-on soumettre les femmes au dépistage de la DPP ? ». Cela dépend des ressources et de l'expertise dont les fournisseurs de services disposent dans leur région et de leur capacité à intégrer une composante d'évaluation démontrant les avantages du dépistage. Ils doivent peser avec soin les risques et les avantages, en tenant compte des critères décrits précédemment concernant les outils de dépistage et le système de santé, afin de déterminer s'il est indiqué de mettre sur pied et d'évaluer un programme de dépistage dans leur région.

Résumé

La DPP demeure souvent non détectée en raison de facteurs liés à la mère (p. ex. mythe de la «bonne mère », crainte d'être stigmatisée) ou liés aux fournisseurs de soins de santé (p. ex. méconnaissance de la DPP).

Le dépistage fait référence à un moyen systématique de détecter des maladies ou troubles, comme la DPP, auprès d'une population donnée (p. ex. les nouvelles mères). Il se fait à l'aide d'outils ou de pratiques spécifiques visant à détecter une maladie ou un trouble chez des personnes qui ne se perçoivent pas comme étant à risque ou qui ne pensent pas pouvoir être touchées par une maladie ou ses complications (p. ex. la dépression). Il existe deux grands types de dépistage: ciblé ou universel. Lorsqu'il est ciblé, le dépistage se fait uniquement chez les personnes identifiées comme étant à risque de développer la maladie ou le trouble donné. Lorsqu'il est universel, le dépistage est effectué auprès de tous les membres d'une population donnée.

Il existe des critères spécifiques permettant de mettre sur pied des programmes de dépistage efficaces. Ces critères touchent trois aspects: 1) le trouble ou la maladie en question (p. ex. il s'agit d'un important problème de santé publique); 2) les outils de dépistage (p. ex. les outils sont sûrs, pratiques et convenables); 3) le système de santé (p. ex. les personnes identifiées auront accès à un traitement efficace). Tout programme de dépistage doit répondre à ces critères avant d'être mis sur pied.

L'outil le plus largement utilisé pour le dépistage de la DPP est sans conteste l'Inventaire de dépression postnatale d'Édimbourg (Edinburgh Postnatal Depression Scale ou EPDS). Le questionnaire de dépistage de la dépression du post-partum (Postpartum Depression Screening Scale ou PDSS) est un outil plus récent.

Il n'existe pas de données scientifiques sur le moment exact où le dépistage de la DPP devrait idéalement se faire. Si les fournisseurs de services souhaitent mettre en place un programme de dépistage, ils devraient prendre en considération le moment où ils peuvent joindre le plus grand nombre possible de nouvelles mères.

La recherche n'a pas encore permis d'établir si le dépistage permet d'augmenter le nombre de personnes qui obtiennent un traitement et qui se rétablissent éventuellement de la dépression. Cela s'explique sans doute par la qualité très variable des soins offerts aux femmes souffrant de DPP ou à risque.

Jusqu'à ce que d'autres recherches soient faites, nous ne pouvons pas recommander sans réserve la mise sur pied de programmes de dépistage de la DPP, puisque leurs coûts surpassent jusqu'à présent les avantages connus pour les mères. Toutefois, les bureaux ou organismes de santé ayant des moyens économiques et thérapeutiques substantiels peuvent prendre les rennes de la recherche visant à évaluer les avantages éventuels d'un programme de dépistage universel ou ciblé.

4
Prévention

Qu'entend-on par interventions préventives ?

Quelles interventions préventives de la dépression du post-partum ont déjà fait l'objet d'un examen par les chercheurs et les cliniciens ?

Que peuvent faire les fournisseurs de services de première ligne pour prévenir la dépression du post-partum ?

Étant donné la gravité des conséquences que peut avoir à long terme la **dépression du post-partum** (DPP), les chercheurs et les cliniciens ont cherché à mettre en place des stratégies de prévention. Jusqu'ici, la stratégie la plus couramment utilisée a été de modifier un facteur de risque (chap. 2) dans le but de réduire la probabilité de développer la maladie (McLennan et Offord, 2002). Par exemple, on a fourni aux femmes ayant peu de soutien social une aide accrue durant la période initiale du post-partum. Mais les interventions préventives résultant de la recherche sur les facteurs de risque ont donné jusqu'ici des résultats mitigés. Cela est probablement attribuable au fait que la DPP est une maladie multifactorielle dont les causes ou les éléments déclencheurs diffèrent selon les femmes. Par conséquent, on ne peut pas réalistement s'attendre à ce qu'une seule stratégie de prévention soit efficace auprès de toutes les femmes.

Plus de 30 études ont été effectuées en vue d'évaluer les interventions préventives contre la DPP incluant divers modèles de soins, notamment le modèle éducatif, psychologique, psychosocial et pharmacologique. Si les raisons théoriques citées pour justifier les approches préventives examinées étaient souvent fondées, dans la plupart des cas, la conception des études laissait à désirer (p. ex. nombre insuffisant de participantes, groupe témoin inapproprié). Par conséquent, les données issues de ces études n'étaient pas assez fiables pour établir des recommandations sur le plan des pratiques ou des politiques (Dennis, 2004b ; Dennis, 2004c). Le présent chapitre examine la recherche sur la prévention de la DPP ainsi que les stratégies préventives qui pourraient aider les fournisseurs de services de première ligne dans leur travail auprès des mères.

Qu'entend-on par interventions préventives ?

TROIS CATÉGORIES D'INTERVENTIONS PRÉVENTIVES

Les professionnels de la santé classent les interventions préventives en trois catégories :

1. *Prévention primaire*: Les stratégies de prévention primaire incluent les activités visant à renforcer les facteurs de protection et à réduire l'apparition de problèmes particuliers. Ces activités visent la population générale et non uniquement un sous-groupe à risque. Elles incluent les programmes d'immunisation ainsi que la promotion de l'**autogestion de la santé** auprès des nouvelles mères. La prévention primaire permet, quand elle est efficace, non seulement de réduire mais aussi de prévenir la souffrance, les coûts et le fardeau associés à la maladie; elle est par le fait même généralement considérée comme la stratégie de santé offrant le meilleur rapport coût-efficacité.
2. *Prévention secondaire*: Les efforts de prévention secondaire ciblent des sous-groupes spécifiques considérés plus à risque de développer des problèmes particuliers. Ils visent à freiner ou à ralentir l'évolution de ces problèmes en les détectant et en les traitant le plus tôt possible. Les interventions de prévention secondaire sont axées sur la détection précoce de maladies courantes posant des risques importants pour la santé si elles ne sont pas traitées. On pense par exemple aux tests de dépistage de maladies telles que l'hypertension, le cancer du sein et le cancer de la prostate auxquels sont soumises des personnes ne manifestant pas encore de symptômes. La détection précoce permet souvent aux fournisseurs de services de modifier la progression de la maladie afin de maximiser le bien-être et de réduire au minimum la souffrance.
3. *Prévention tertiaire*: La prévention tertiaire vise à ralentir l'évolution d'une maladie déjà existante dans le but d'atténuer l'incapacité qui peut en résulter, et plus spécifiquement de freiner la progression des difficultés ou complications.

Pour en savoir plus sur les interventions préventives, consultez les ouvrages de Shah (1998) et de Mrazek et Haggerty (1994).

Interventions préventives contre la DPP

Un examen exhaustif sur le sujet (Dennis, 2004b; Dennis, 2004c) a établi un classement des interventions préventives contre la DPP selon les approches suivantes:

- psychosociale (p. ex. améliorer les réseaux de soutien social);
- éducative (p. ex. fournir de l'information sur la DPP);
- qualitative (p. ex. améliorer la continuité des soins);
- psychologique (p. ex. thérapie cognitivo-comportementale ou psychothérapie interpersonnelle);
- pharmacologique (p. ex. antidépresseurs);
- hormonale (p. ex. œstrogénothérapie).

Interventions psychosociales

COURS PRÉNATALS ET POSTNATALS

D'importants travaux effectués dans les années 1960 ont montré que des soins prénatals réalistes axés sur la recherche de solutions pouvaient améliorer l'humeur de la mère durant la période post-partum et contrer la DPP (Gordon et Gordon, 1960). En se fondant sur ces travaux, des essais plus récents ont évalué les effets préventifs des cours postnatals (Brugha et coll., 2000; Buist et coll., 1999; Elliott et coll., 2000; Stamp et coll., 1995). Ces études internationales laissent entendre que les cours prénatals et postnatals axés sur la DPP offrent peu d'avantages sur le plan de la prévention, bien que ces résultats non concluants puissent découler en partie de problèmes méthodologiques (p. ex. petits échantillons, absence des femmes inscrites aux cours). On doit poursuivre la recherche dans ce domaine en vue de déterminer l'efficacité des cours prénatals et postnatals axés sur la DPP dans la prévention de la maladie.

SOUTIEN INTRA-PARTUM

La prestation de soutien accru durant l'accouchement a été examinée comme stratégie de prévention de la DPP. Deux études de petite envergure sur les effets du soutien apporté par une **doula** (soutien constant apporté par une non-spécialiste durant le travail) ont donné des résultats mitigés, tandis qu'une troisième, ayant porté sur plus de 6 000 Américaines et Canadiennes, a révélé que l'aide continue d'une infirmière durant le travail n'avait aucun effet protecteur contre la DPP (Hodnett et coll., 2002). Les résultats de cette dernière étude montrent clairement que ce type de soutien ne peut pas être recommandé comme stratégie de prévention de la DPP. Le soutien intra-partum peut par contre avoir d'autres effets bénéfiques, par exemple la diminution de la douleur éprouvée par les mères durant le travail.

VISITES À DOMICILE

L'efficacité des visites à domicile effectuées par des infirmières dans la prévention de la DPP reste à déterminer. Jusqu'ici, une seule étude bien conçue a indiqué que de fréquentes visites à domicile par des infirmières (visites hebdomadaires dans les six premières semaines suivant l'accouchement, visites bimensuelles jusqu'à 12 semaines et visites mensuelles par la suite jusqu'à 24 semaines) prévenaient le développement de la DPP à six semaines suivant l'accouchement. Toutefois, l'effet préventif des visites n'était pas maintenu à 16 semaines, puisque les taux de DPP étaient les mêmes chez toutes les mères (Armstrong et coll., 1999; Armstrong et coll., 2000). Il est intéressant de noter que l'évaluation de la DPP faite à 16 semaines suivant l'accouchement coïncide avec une diminution de la fréquence des visites (qui passent de bimensuelles à mensuelles), et l'on peut se demander si un nombre accru de visites aurait pu contribuer à maintenir les effets positifs observés plus tôt.

On ne sait pas non plus avec certitude si le soutien offert par une personne non spécialiste est efficace pour prévenir la DPP. Une **étude** bien conçue **avec échantillon aléatoire et contrôlé** sur l'ajout de visites à domicile par une ou un intervenant communautaire n'a pas révélé d'effet protecteur contre le développement de la DPP (Morrell et coll., 2000). Toutefois, après avoir examiné le type d'activités effectuées par les intervenants au cours de cette étude, on s'est aperçu que plus de 75 p. 100 du temps était consacré à des tâches ménagères et aux soins du bébé (types précis de soutien pratique) et que peu de temps était consacré au soutien émotif des mères. Cela peut avoir influencé négativement les résultats de l'étude puisque, selon les recherches qualitatives, les femmes souffrant de DPP disent avoir besoin de parler de leurs problèmes émotifs, comme leur sentiment de solitude, leurs doutes par rapport à leurs compétences parentales, les conflits de rôle et leur difficulté à composer avec la situation (Chen et coll., 1999; Nahas et coll., 1999; Ritter et coll., 2000; Small et coll., 1994). Les mères souffrant de DPP accordaient une importance beaucoup plus grande au soutien émotif qu'à l'aide pratique.

Il semble donc que d'autres recherches soient nécessaires pour déterminer si les visites à domicile – par une infirmière, un autre fournisseur de services ou un non-spécialiste – peuvent prévenir la DPP et, dans l'affirmative, quelles devraient être la fréquence, la durée et la nature de ces visites.

GROUPES DE SOUTIEN POST-PARTUM

Certaines études laissent entendre que le fait pour les mères de se joindre à un groupe de soutien post-partum peut contribuer à prévenir la DPP. Toutefois, comme c'est le cas pour les études sur les cours prénatals mentionnées précédemment, les taux de participation faibles et variables à ces groupes ne permettent pas d'obtenir des résultats fiables (Reid et coll., 2002). De plus, certains chercheurs ont constaté un biais socioéconomique au sein de ces groupes, où les mères de la « classe ouvrière » étaient moins enclines à participer aux séances que les mères de classes plus favorisées (Reid et coll., 2002).

En théorie, les groupes de soutien post-partum constituent une intervention pouvant logiquement avoir une valeur préventive dans certaines cultures puisqu'ils permettent aux mères de partager leurs expériences et de s'entraider (Dennis, 2003a). Il faudra faire d'autres études bien conçues et tenir compte du problème du taux de participation pour démontrer que les groupes de soutien peuvent avoir un effet préventif contre la DPP. Il est toutefois important de souligner que certaines cultures découragent les discussions sur les problèmes de santé mentale, surtout en dehors du cercle familial. Si les stratégies faisant appel aux membres de la famille sont bénéfiques pour toutes les mères, cela peut être particulièrement à propos pour les femmes issues de diverses cultures ou qui vivent dans des régions rurales ou éloignées offrant des services de santé limités.

Interventions éducatives

La contribution des stratégies éducatives dans la prévention de la DPP n'est pas concluante. Dans une étude, la remise d'une trousse d'information sur la DPP par une sage-femme avant l'accouchement ne s'est pas révélée efficace (Hayes et coll., 2001). Dans une autre étude toutefois, on a constaté que le fait d'informer les mères sur les services de santé disponibles avait aidé les femmes ayant ultérieurement développé la DPP à obtenir un traitement approprié plus tôt (Okano et coll., 1998).

Ce dernier résultat justifie des études plus poussées car, comme nous l'avons mentionné au chapitre 3, la méconnaissance des services de santé disponibles constitue un obstacle important qui contribue à la sous-détection de la DPP. Si les chercheurs peuvent démontrer leur efficacité à améliorer ou à accélérer l'accès au traitement de façon constante, les interventions éducatives ou de promotion de la santé pourraient considérablement réduire le fardeau que représente la DPP pour les femmes atteintes et leur famille.

Il est donc nécessaire de procéder à d'autres recherches pour évaluer les interventions éducatives et faire ressortir les plus efficaces.

Interventions qualitatives

En se fondant sur la notion voulant qu'en offrant des soins de meilleure qualité aux mères, on peut influencer leur humeur, diverses stratégies à cet effet sont examinées, notamment la continuité des soins, le suivi rapide après l'accouchement et les soins post-partum flexibles.

CONTINUITÉ DES SOINS

Depuis que les responsables des politiques ont suggéré que les femmes seraient plus satisfaites des soins périnatals s'ils étaient dispensés de façon plus continue par le même professionnel de la santé, de nouveaux modèles de soins ont été mis en place, notamment les équipes de sages-femmes. Deux essais de grande envergure sur l'effet des soins continus dispensés par une équipe de sages-femmes avant et après l'accouchement n'ont pas constaté de résultats significatifs sur le plan de la prévention de la DPP. Il est maintenant nécessaire de procéder à d'autres recherches pour vérifier si les résultats de ces deux études, l'une effectuée en Australie et l'autre au Royaume-Uni, s'appliquent au Canada, qui a un système de santé différent.

SUIVI RAPIDE APRÈS L'ACCOUCHEMENT

Traditionnellement, les professionnels de la santé conseillent aux femmes de subir un examen de suivi auprès de leur principal fournisseur de soins six semaines après leur accouchement. Certains chercheurs ont avancé qu'en faisant un suivi plus tôt durant la période post-partum, on pourrait prévenir la DPP ou du moins la détecter et la traiter plus rapidement. Une étude américaine a entre autres examiné la pertinence d'un contact très tôt durant la période post-partum (Serwint et coll., 1991). Ce contact englobait une visite du futur fournisseur de soins de l'enfant dans les 24 à 36 heures suivant l'accouchement, l'accès à un médecin, par téléavertisseur, 24 heures sur 24 pendant huit semaines, et un appel du médecin deux ou trois jours après le congé de l'hôpital afin de répondre aux questions de la mère. Une **étude sur échantillon aléatoire et contrôlé** menée en Australie a, quant à elle, voulu savoir si une visite de suivi plus tôt durant la période post-partum permettait de prévenir l'apparition de symptômes dépressifs et d'autres problèmes de santé (Gunn et coll., 1998). Toutes les participantes à cette étude avaient reçu une lettre et un rendez-vous chez un **médecin généraliste**, soit une semaine après leur congé de l'hôpital (**groupe expérimental**) ou six semaines après avoir accouché (**groupe témoin**). Aucune de ces études n'a montré qu'un suivi effectué plus tôt durant la période post-partum contribuait à prévenir la DPP.

SOINS POST-PARTUM FLEXIBLES

La prestation de soins post-partum adaptés aux besoins de la mère semble un moyen prometteur d'améliorer la santé mentale des femmes et de prévenir la DPP. Une vaste étude sur échantillon aléatoire et contrôlé effectuée au Royaume-Uni a montré que des soins personnalisés et flexibles dispensés par des sages-femmes favorisaient la prévention de la DPP (MacArthur et coll., 2002). Cette étude bien conçue étant l'une des seules à avoir révélé des taux de DPP considérablement réduits et, donc, la possibilité d'une intervention applicable à grande échelle, nous avons cru bon d'examiner plus en détail la nature de cette intervention et ses implications pour le système de santé canadien.

L'intervention examinée par MacArthur et ses collègues (2002) était dispensée par des sages-femmes. Au Royaume-Uni, les sages-femmes fournissent la majorité des soins postnatals, qui comprennent environ sept visites à domicile au cours des deux premières semaines suivant l'accouchement. Dans le cadre de l'étude, le groupe expérimental avait reçu des soins étoffés qui se sont prolongés jusqu'à environ quatre semaines suivant l'accouchement. Les femmes avaient vu un médecin généraliste 10 ou 12 semaines après leur accouchement et reçu leur congé. La nature des visites effectuées par les sages-femmes était flexible en ce sens qu'elles pouvaient répondre aux besoins de chaque femme. Pour déterminer leurs besoins, les participantes devaient remplir un questionnaire sur leurs symptômes (physiques et psychologiques) lors de la première visite, puis 10 jours et 28 jours après leur accouchement et lors de la dernière consultation. Elles ont également rempli l'Inventaire de dépression postnatale d'Édimbourg (EPDS) 28 jours après leur accouchement et enfin lors de la dernière visite. MacArthur et ses collègues ont élaboré des lignes directrices d'évaluation et d'aiguillage s'appuyant sur des données probantes afin d'aider les sages-femmes à interpréter les réponses fournies sur la liste de symptômes et l'EPDS. À des fins de comparaison, le groupe témoin avait reçu les soins post-partum habituels fournis par les sages-femmes.

Pour évaluer les effets de l'intervention, les chercheurs ont envoyé par la poste des questionnaires sur la santé mentale et physique, y compris l'EPDS, que les participantes devaient remplir quatre mois après leur accouchement. Les résultats révèlent que les scores à l'EPDS étaient beaucoup plus bas parmi les femmes du groupe expérimental – seulement 14,4 p. 100 avaient eu un score de 13 ou plus – que parmi celles du groupe témoin, où 21,2 p. 100 avaient obtenu un score de 13 ou plus. Cet écart était statistiquement significatif, tout comme les différences applicables à d'autres mesures de la santé mentale. Aucune différence importante n'avait été observée entre les deux groupes sur le plan de la santé physique (MacArthur et coll., 2002).

Étant donné que l'intervention étudiée devait répondre aux besoins particuliers de chaque femme, il est impossible de déterminer l'aspect ou les aspects de l'intervention responsables des bas taux de DPP chez les femmes ayant reçu des soins étoffés. Cette question ne pourra être clarifiée qu'au moyen d'autres études. Il est aussi à noter que plus de 14 p. 100 des femmes du groupe expérimental ont déclaré avoir encore des symptômes dépressifs. Puisque 13 p. 100 de toutes les nouvelles mères souffrent de DPP, ces résultats doivent être interprétés avec soin, mais nous donnent néanmoins les pistes suivantes :

- Les visites à domicile par un fournisseur de services peuvent réduire le risque de DPP, soit en augmentant le soutien social de la mère, soit en facilitant la détection et la gestion précoces des symptômes de dépression (Voir la section qui examine plus en détail la recherche sur les visites à domicile, ci-dessus).

- Les questionnaires sur les symptômes, y compris l'EPDS, peuvent aussi contribuer à détecter la DPP.
- Des soins post-partum adaptés aux besoins physiques, émotifs et sociaux spécifiques de la mère parviennent mieux dans certains cas à réduire le risque de DPP que les protocoles de soins post-partum standard.

Vu les importantes différences qui existent entre le système de santé du Royaume-Uni et celui du Canada, il faudrait reproduire ici l'étude faite par MacArthur et ses collègues (2002) avant de tirer des conclusions fermes concernant l'efficacité des soins post-partum flexibles dans la prévention de la DPP chez les Canadiennes. Cependant, ces résultats nous laissent espérer que nous pourrons éventuellement mettre en place des stratégies efficaces pour prévenir la DPP.

Interventions psychologiques

PSYCHOTHÉRAPIE INTERPERSONNELLE (PTI)

La PTI est une thérapie à court terme offerte en consultations externes à raison d'une séance par semaine par un professionnel de la santé mentale dûment formé pour traiter la dépression (Klerman et Weissman, 1993). Cette approche est axée sur le lien possible entre l'apparition des symptômes dépressifs et les problèmes d'ordre interpersonnel.

Deux études ont été menées pour déterminer si une intervention fondée sur les principes de la PTI pouvait réduire le risque de DPP. Selon une étude pilote de petite envergure effectuée auprès de femmes à risque élevé issues de groupes économiquement défavorisés, les sujets qui avaient suivi des séances de PTI affichaient moins de symptômes dépressifs trois mois après leur accouchement que celles qui avaient reçu les soins habituels (Zlotnick et coll., 2001). Une étude similaire s'est aussi penchée sur 45 Américaines enceintes qui présentaient au moins un facteur de risque de DPP et qui ont assisté à cinq séances de PTI individuelles entre la fin de leur grossesse et la quatrième semaine environ après leur accouchement (Gorman, 2001). Les résultats de cette étude semblent eux aussi indiquer que la PTI pourrait contribuer à prévenir la DPP.

Les résultats positifs de ces deux études semblent justifier d'autres recherches sur les effets préventifs de la PTI. À l'heure actuelle toutefois, l'accès à la PTI est limité puisque seuls des professionnels de la santé mentale spécialement formés (habituellement des **psychiatres**) peuvent offrir cette forme de thérapie, généralement réservée aux personnes souffrant déjà de dépression (et non pour prévenir la dépression chez les personnes à risque). Par conséquent, la PTI n'est pas une façon pratique de prévenir la DPP dans la plupart des collectivités.

THÉRAPIE COGNITIVO-COMPORTEMENTALE (TCC)

La TCC s'est révélée efficace pour traiter la dépression généralisée. Elle part du principe que notre façon de percevoir ou d'envisager un événement détermine en partie comment nous y réagirons, et même si nous développerons ou non des symptômes de dépression (Hollon, 1998). La théorie **cognitive** avance que les croyances biaisées que l'on entretient sur soi-même sous-tendent bon nombre des troubles de santé mentale. La TCC vise à aider les gens à être plus sensibles à l'influence de certaines pensées, attitudes et croyances systématiquement négatives sur leur dépression et à modifier ce mode de pensée pour être en mesure de mieux réagir.

À ce jour, deux études (Chabrol et coll., 2002; Saisto et coll., 2001) ont examiné les effets préventifs de la TCC sur la DPP et ont donné des résultats contradictoires et limités. Par conséquent, d'autres recherches sur le sujet s'imposent. Mais, tout comme dans le cas de la PTI, l'accès aux fournisseurs de services formés pour offrir la TCC est limité dans bien des régions et les ressources dans ce domaine sont rarement disponibles pour la prévention de la DPP.

DEBRIEFING PSYCHOLOGIQUE

Au cours des dernières années, les professionnels de la santé et les chercheurs ont largement débattu de l'efficacité du « debriefing psychologique » (une discussion structurée avec un fournisseur de soins dûment formé concernant un événement critique survenu dans la vie d'une personne) (Arendt et Elklit, 2001). Malgré les avantages incertains de cette approche, des chercheurs ont examiné si elle pouvait avoir des effets préventifs contre la DPP. Si une étude britannique de petite envergure a révélé qu'un debriefing offert par une sage-femme pouvait être utile (Lavender et Walkinshaw, 1998), une autre étude de plus grande envergure et bien conçue, menée en Australie auprès de femmes ayant eu un accouchement opératoire (p. ex. accouchement par césarienne, forceps ou ventouse obstétricale), a montré que le debriefing avait eu un effet négatif en augmentant plutôt qu'en diminuant les problèmes affectifs (Small et coll., 2000). Une autre importante étude australienne n'a démontré aucun effet préventif (Priest et coll., 2003). D'après les données dont l'on dispose, on peut conclure que le debriefing n'est pas efficace dans la prévention de la DPP et peut même causer du tort.

Interventions pharmacologiques

ANTIDÉPRESSEURS

Selon des recherches récentes, le risque de récidive de la dépression chez les femmes ayant souffert de DPP peut atteindre 40 p. 100. Parmi les cas de récidive, environ 24 p. 100 surviennent dans les deux premières semaines suivant l'accouchement (Wisner et coll., 2004). Il est donc compréhensible que les femmes ayant souffert de DPP soient anxieuses à l'idée de retomber dans la dépression à la suite d'un autre accouchement. C'est la raison pour laquelle des études se sont penchées sur l'effet **prophylactique** (c'est-à-dire préventif) des antidépresseurs contre la DPP.

Les résultats obtenus jusqu'ici sur l'efficacité des antidépresseurs prophylactiques contre la récidive de la DPP sont mitigés. Dans une étude de petite envergure mais bien conçue, par exemple, on n'a noté aucune différence entre les taux de récidive chez les femmes qui avaient pris de la nortriptyline (Aventyl®) immédiatement après leur accouchement et celles qui avaient pris un placebo (Wisner et coll., 2001). Dans une autre petite étude, des mères ont pris soit de la sertraline (Zoloft®, un autre type d'antidépresseur) ou un placebo immédiatement après leur accouchement et ont été suivies pendant 20 semaines (Wisner et coll., 2004). Parmi les 14 mères qui avaient pris de la sertraline, une (sept pour cent) a souffert à nouveau de dépression, tandis que parmi les huit autres mères qui avaient pris un placebo, quatre (50 p. 100) ont eu un nouvel épisode de dépression. Il s'agit là d'une différence importante qui laisse croire que la sertraline a un effet préventif plus grand que le placebo. Si l'administration d'antidépresseurs aux femmes souffrant de dépression clinique durant leur grossesse peut être indiquée, leur usage à des fins préventives chez les femmes susceptibles de souffrir de DPP est sujet à caution et ne peut être recommandé pour l'instant.

Interventions hormonales

Malgré la baisse marquée de progestérone et d'œstrogène circulant tout de suite après un accouchement, les chercheurs n'ont jamais pu démontrer de lien entre les niveaux hormonaux et la DPP (Harris, Johns et coll., 1989; Harris et coll., 1996). O'Hara et ses collègues (O'Hara et coll., 1991) ont comparé les niveaux hormonaux de femmes enceintes déprimées et non déprimées. Ils ont procédé à des analyses fréquentes des niveaux de prolactine, de progestérone, d'œstradiol, d'œstriol libre et total, de cortisol et de cortisol libre durant la grossesse et la période post-partum immédiate; peu de différences sont ressorties entre les femmes qui souffraient de DPP et celles qui n'en souffraient pas. Dans d'autres études, on a laissé entendre que le risque de DPP n'était pas lié aux niveaux hormonaux mais plutôt à la sensibilité de la personne aux changements hormonaux (Bloch et coll., 2000). Plusieurs études ont examiné l'usage éventuel de l'hormonothérapie dans la prévention de la DPP.

ŒSTROGÉNOTHÉRAPIE

Dans le cadre d'une étude menée aux États-Unis, on a donné à sept femmes ayant des antécédents de troubles de l'humeur un forte dose d'œstrogène par voie orale tout de suite après leur accouchement. Seulement une de ces femmes est devenue déprimée et a dû prendre des psychotropes durant la première année post-partum (Sichel et coll., 1995). Vu le faible taux de récidive observé dans cette étude de petite envergure, il semble justifié d'approfondir l'effet prophylactique de l'œstrogène sur la récidive des troubles de l'humeur chez les mères que l'on sait être à risque. Les professionnels de la santé devront toutefois se pencher sur les questions d'efficacité et d'innocuité avant de recommander l'œstrogénothérapie comme traitement courant chez les femmes durant la période périnatale.

THÉRAPIE PROGESTATIVE

L'usage prophylactique de la progestérone a souvent été proposé pour prévenir la DPP (Dalton, 1976; Dalton, 1994). Une seule étude sur échantillon aléatoire et contrôlé s'est toutefois penchée sur les effets d'une dose unique de progestatif (énanthate de noréthistérone) administrée après l'accouchement. Les chercheurs ont constaté une augmentation des symptômes dépressifs à la sixième semaine après l'accouchement chez les femmes qui avaient pris de la progestérone (Lawrie et coll., 1998). La thérapie progestative serait donc *contre-indiquée* dans la période suivant immédiatement l'accouchement.

HORMONOTHÉRAPIE THYROÏDIENNE

Selon les recherches, les femmes qui ont des anticorps thyroïdiens durant leur grossesse seraient plus à risque de développer la DPP (Harris, Fung et coll., 1989; Pop et coll., 1993). Dans le cadre d'un essai bien conçu sur échantillon aléatoire et contrôlé mené au Royaume-Uni, des chercheurs ont voulu tester l'hypothèse voulant que la stabilisation de la fonction thyroïdienne post-partum par l'administration quotidienne de thyroxine pourrait prévenir l'apparition de la dépression et atténuer la gravité des symptômes (Harris et coll., 2002). Ils n'ont cependant trouvé aucune preuve à cet effet et ont laissé entendre que le taux plus élevé de DPP chez les femmes ayant des anticorps thyroïdiens était probablement attribuable à des facteurs de risque connus, tels que des événements malheureux, plutôt qu'à une fonction thyroïdienne anormale.

Que peuvent faire les fournisseurs de services ?

COMMENT LES FOURNISSEURS DE SERVICES PEUVENT-ILS PRÉVENIR LA DPP ?

La recherche n'a pas encore permis d'identifier de stratégie pouvant prévenir de façon constante la DPP chez toutes les femmes, en partie à cause de problèmes d'ordre méthodologique (p. ex. petite taille des échantillons, taux élevés d'abandon). Étant donné la complexité de cette maladie multifactorielle, il est peu probable qu'il existe de stratégie universelle permettant de prévenir efficacement la DPP.

Cela ne signifie toutefois pas qu'on ne puisse rien faire pour réduire les effets négatifs de la DPP sur les femmes et leur famille. On peut s'attendre à ce que des études futures confirment certains des résultats préliminaires prometteurs qui sont décrits dans le présent chapitre et jettent la lumière sur d'autres stratégies de prévention qui n'ont pas encore fait l'objet d'une évaluation.

L'une des auteures du présent ouvrage a récemment terminé une étude systématique (étude Cochrane) qui visait à examiner l'efficacité des interventions psychosociales et psychologiques préventives (Dennis et Creedy, 2004). Cette méta-analyse, qui combinait les résultats d'essais bien conçus avec échantillon aléatoire et contrôlé, a fait ressortir certaines tendances permettant de délimiter les interventions préventives les plus susceptibles de diminuer les taux de DPP. Les données dont on dispose semblent indiquer que les stratégies les plus efficaces sont associées aux facteurs suivants :

- l'intervention vise les femmes identifiées comme étant « à risque » de développer la DPP et non toutes les femmes qui sont enceintes ou viennent d'accoucher ;
- elle est effectuée durant la période post-partum plutôt que durant la grossesse ;
- elle se fait sur une base individuelle et non de groupe.

Si des recherches additionnelles sont nécessaires afin d'évaluer l'efficacité des interventions intégrant ces facteurs, les résultats de cette méta-analyse nous laissent croire que des soins post-partum adaptés aux besoins des femmes identifiées comme étant à risque peuvent réduire les taux de DPP. Les stratégies décrites dans ce chapitre pourront intéresser les organismes et bureaux de santé qui s'efforcent d'offrir aux femmes des soins périnatals holistiques et multidisciplinaires.

Résumé

Les interventions préventives sont des stratégies visant à réduire les effets négatifs de la DPP, soit en évitant l'apparition de la maladie (prévention primaire), soit en favorisant sa détection et son traitement précoces (prévention secondaire et tertiaire).

Les chercheurs et les cliniciens ont évalué diverses stratégies de prévention de la DPP, notamment les antidépresseurs, la psychothérapie, le soutien accru et l'hormonothérapie.

Jusqu'à maintenant, on n'a trouvé aucune stratégie de prévention qui pouvait de façon constante prévenir la DPP, et il est impératif de poursuivre les recherches sur le sujet. L'on sait toutefois que les interventions ont plus de chances d'être efficaces si elles visent les femmes « à risque », sont entreprises après l'accouchement et sont faites sur une base individuelle.

5
Traitement

La dépression du post-partum doit-elle être traitée ?

Quels sont les traitements les plus susceptibles d'être efficaces ?

Les femmes qui allaitent peuvent-elle prendre des antidépresseurs ?

Entre 70 et 80 p. 100 des femmes atteintes de **dépression du post-partum** (DPP) se rétablissent à la suite d'un traitement. Le traitement de la DPP est généralement le même que celui d'une dépression survenant à tout autre moment dans la vie d'une femme. Si les interventions sociales et la psychothérapie sont indiquées dans les cas de DPP légère à moyenne, les épisodes de dépression plus grave nécessitent habituellement la prescription d'antidépresseurs conjugués à du soutien et à une thérapie. Lorsqu'un diagnostic de dépression majeure est posé, la mère et ses soignants doivent reconnaître qu'il s'agit d'une maladie grave qui doit être traitée.
La DPP, surtout si elle se prolonge et n'est pas traitée, est néfaste pour la santé de la mère. Elle peut également perturber les relations familiales, nuire à l'attachement entre la mère et le bébé et affecter le développement à long terme de l'enfant (voir le chap. 7). Le seul fait d'identifier et de reconnaître la DPP comme une maladie pouvant avoir de graves conséquences et de discuter des traitements possibles est un premier pas dans la bonne direction. Cela peut aider la mère dépressive à dissiper ses incertitudes concernant son état et à lui faire comprendre que ce n'est pas de sa faute, qu'elle n'est pas une mauvaise mère ni en train de « devenir folle ».

Options de traitement de la DPP

Dans les cas de DPP légère à moyenne, la psychothérapie, le counseling et un soutien accru (p. ex. participation à un groupe de soutien, aide accrue de la part du ou de la partenaire ou de la famille) peut atténuer l'humeur dépressive. Les cas de DPP plus grave nécessitent habituellement l'administration d'antidépresseurs, souvent conjuguée à la psychothérapie (Stewart et coll., 2003).

TRAITEMENTS DE LA DPP

Un examen exhaustif de la documentation a révélé qu'il existe un vaste éventail de traitements de la DPP (Dennis, 2004d; Dennis et Stewart, 2004), entre autres:

- les antidépresseurs (données fiables de leur efficacité pour traiter la dépression en général);
- la psychothérapie, comme la **thérapie interpersonnelle** ou **cognitivo-comportementale** (données fiables de son efficacité pour traiter la dépression en général);
- le counseling de soutien (recherches additionnelles nécessaires);
- un soutien social accru – de la part des amis, des membres de la famille, des pairs (p. ex. groupes de soutien) (recherches additionnelles nécessaires);
- un soutien émotif et pratique accru de la part du ou de la partenaire de la mère ou d'autres personnes (recherches additionnelles nécessaires);
- l'électroconvulsothérapie ou ECT (pour les cas de dépression grave ou qui ne répondent pas au traitement) (données fiables de leur efficacité pour traiter la dépression en général);
- relaxation et massothérapie dans les cas de dépression légère (recherches additionnelles nécessaires);
- l'hormonothérapie (œstrogénothérapie) (encore au stade expérimental);
- la luminothérapie (encore au stade expérimental).

Prendre des décisions informées sur le traitement de la DPP

Bien que la DPP se résorbe habituellement au bout de sept à douze mois, les femmes atteintes devraient être traitées afin d'accélérer leur rétablissement, de prévenir les conséquences néfastes de la maladie et de diminuer le risque de récidive (Wisner et coll., 2002). En plus de raccourcir la durée de la maladie et de réduire la détresse éprouvée par la mère, un traitement rapide peut aussi prévenir des problèmes matrimoniaux et familiaux et atténuer les répercussions sur les enfants.

Il est assez fréquent que les mères dépressives ainsi que les professionnels de la santé ne reconnaissent pas ou n'acceptent pas le fait que la dépression majeure n'implique pas seulement une humeur morose (sentiments de tristesse, d'anxiété et d'inquiétude), mais qu'elle est un état grave qui doit être traité. Il n'est pas suffisant d'offrir du réconfort et du soutien psychosocial dans les cas de DPP.

Les fournisseurs de services peuvent aider les femmes déprimées en les encourageant à exprimer leurs sentiments et leurs craintes. Ils peuvent aussi réfuter les notions idéalisées et trompeuses sur la maternité pour brosser un tableau plus pragmatique et réaliste du rôle de parent (voir le chap. 9). De plus, ils sont en mesure de fournir des renseignements précis sur la nature, la disponibilité et l'accessibilité des services de santé mentale spécialisés.

Les données dont on dispose actuellement indiquent que, si la psychothérapie et un soutien pratique et social accru suffisent parfois pour atténuer les cas de DPP légère, les épisodes plus graves nécessitent habituellement le recours aux antidépresseurs, conjugué à de la thérapie et du soutien. L'utilité des antidépresseurs a été confirmée scientifiquement pour traiter la dépression survenant à d'autres moments de la vie, mais leur usage spécifique durant la période post-partum n'a pas fait l'objet de recherches étendues (Appleby et coll., 1997).

Étant donné l'incertitude entourant le meilleur moyen de traiter la DPP, il revient à la mère et à ses fournisseurs de soins de peser le pour et le contre des options en se fondant sur les données issues des recherches les plus récentes, puis de décider ensemble du traitement qui répond le mieux à ses besoins. Au moment de choisir un traitement, la mère doit tenir compte non seulement des effets de la dépression sur elle-même mais aussi sur les autres membres de sa famille. Les conséquences de la DPP peuvent être plus graves si la mère vit d'autres situations difficiles, comme des problèmes matrimoniaux ou relationnels, la pauvreté ou le manque de soutien (Murray et Cooper, 1997).

Évaluation des antidépresseurs utilisés pour traiter la DPP

Il existe un grand nombre d'antidépresseurs, généralement prescrits par un médecin de famille ou un psychiatre, pour traiter la dépression majeure. (Pour plus d'information sur les doses d'antidépresseurs, voir l'Annexe C à la page 155).

Pour l'instant, il n'y a pas de « lignes directrices » sur la prise en charge de la DPP par les professionnels de la santé. Il existe toutefois des énoncés consensuels fondés sur des opinions d'experts qui précisent la durée pendant laquelle les antidépresseurs devraient être prescrits pour favoriser un rétablissement stable ainsi que des indications d'usage pendant l'allaitement (Altshuler et coll., 2001).

Veuillez noter que les noms génériques des antidépresseurs suivants sont indiqués par ordre alphabétique.

ANTIDÉPRESSEURS COURAMMENT PRESCRITS

Les antidépresseurs les plus couramment prescrits pour traiter la DPP sont les inhibiteurs spécifiques du recaptage de la sérotonine (ISRS) et les inhibiteurs du recaptage de la sérotonine et de la noradrénaline (IRSN), qui sont des médicaments plus récents. Les ISRS comprennent:

- le citalopram (Celexa®);
- la fluoxétine (Prozac®);
- la fluvoxamine (Luvox®);
- la sertraline (Zoloft®).

Les IRSN comprennent:

- la duloxétine (Cymbalta®);
- la venlafaxine (Effexor®).

MÉDICAMENTS PLUS ANCIENS

Les cliniciens prescrivent encore parfois des médicaments plus anciens – tels que les antidépresseurs tricycliques – même si ces médicaments entraînent des effets secondaires désagréables, car ils sont plus efficaces chez certaines femmes. Ils comprennent:

- l'amitriptyline (Elavil®);
- la clomipramine (Anafranil®);
- la désipramine (Norpramin®);
- la doxépine (Sinequan®);
- l'imipramine (Tofranil®);
- la nortriptyline (Aventyl®);
- la trimipramine (Surmontil®).

ANTIDÉPRESSEURS « ATYPIQUES »

Il arrive également que des antidépresseurs « atypiques » (qui ne correspondent pas en tous points aux autres catégories de médicaments) soient prescrits pour traiter la DPP. Les antidépresseurs atypiques comprennent:

- le bupropion (Wellbutrin®);
- la mirtazapine (Remeron®);
- le moclobémide (Manerix®);
- la phénelzine (Nardil®).

EFFETS SECONDAIRES

Les effets secondaires courants (et habituellement temporaires) des antidépresseurs sont les suivants:

- perte d'appétit, nausées, diarrhée ou constipation;
- bouche sèche;
- sueurs;

- agitation, insomnie ;
- somnolence, fatigue ;
- prise de poids (certains antidépresseurs) ;
- diminution de la libido (certains antidépresseurs) ;
- maux de tête.

Bon nombre de ces effets secondaires disparaissent au bout de deux ou trois semaines. S'ils sont prononcés et ne s'estompent pas, la patiente devrait alors en parler avec son médecin traitant. Étant donné que les femmes qui viennent d'accoucher peuvent réagir fortement aux médicaments, certains experts recommandent de prescrire au début la moitié de la dose habituelle (p. ex. 25 mg de sertraline par jour, ou 10 mg de paroxétine par jour) pendant quatre jours, puis de l'augmenter graduellement (Wisner et coll., 2002). Il faut en général compter quelques semaines avant d'observer une amélioration de l'humeur. Certaines femmes constateront une amélioration clinique de leur état une ou deux semaines après l'administration d'antidépresseurs, tandis que d'autres ne se sentiront mieux qu'au bout de six semaines. Il est parfois nécessaire de modifier la dose ou d'essayer un autre médicament, mais ce changement ne devrait normalement se faire qu'après un certain nombre de semaines et en consultation avec le médecin traitant.

Dans le cas d'un premier épisode de dépression, la femme devrait continuer à prendre le médicament pendant au moins six mois après s'être rétablie afin d'éviter la récidive. Une femme qui prend des antidépresseurs ne devrait pas cesser sa médication du jour au lendemain mais plutôt, en consultation avec son médecin, diminuer graduellement la dose afin d'éviter les symptômes de sevrage. Un sevrage soudain des antidépresseurs peut causer des symptômes semblables à ceux de la grippe, des étourdissements et des cauchemars.

L'anxiété qui accompagne parfois la DPP peut initialement être aggravée par les antidépresseurs. Il arrive donc que des anxiolytiques soient prescrits (comme le clonazépam [Rivotril®], le diazépam [Valium®] ou le lorazépam [Ativan®]) pour atténuer l'anxiété. Ces médicaments ne devraient toutefois être administrés que pour une période limitée (c.-à-d. jusqu'à ce que les antidépresseurs commencent à agir) afin de minimiser les risques de dépendance (Robinson et Stewart, 2001).

Usage des antidépresseurs pendant l'allaitement

L'allaitement est très bénéfique pour la santé du nourrisson et revêt une importance psychologique pour bien des mères. Les femmes qui désirent allaiter leur enfant hésitent parfois à prendre des antidépresseurs ou d'autres médicaments pouvant être transmis à petite dose dans le lait maternel et avoir des effets sur leur bébé. Il faut alors faire la part des choses entre les objections de la mère et les effets néfastes que la dépression a sur elle (Newport et coll., 2002).

Les effets des psychotropes sur les enfants nourris au sein continuent à soulever la controverse (Stewart, 2000 ; Hendrick et coll., 2003 ; Weissman et coll., 2004). La plupart des antidépresseurs et leurs métabolites circulent dans le lait maternel (bien qu'en petites quantités hautement variables), de sorte qu'on recommande parfois aux mères d'attendre entre huit à neuf heures après la prise d'un antidépresseur avant d'allaiter. Cela signifie que la mère doit tirer et réfrigérer son lait au moment où la concentration d'antidépresseur est faible pour pouvoir nourrir son enfant pendant les huit heures suivant la prise des médicaments. Le plasma de la plupart des enfants allaités par des mères prenant des antidépresseurs contient lui aussi des niveaux décelables mais minimes d'antidépresseurs. C'est pourquoi il est important de suivre ces bébés afin d'évaluer s'ils en subissent les effets nocifs comme l'agitation, la somnolence ou une mauvaise succion.

Globalement, la prise de médicaments couramment prescrits pour traiter la DPP grave – y compris les ISRS comme la sertraline (Zoloft) et la paroxétine (Paxil), et les tricycliques comme la nortriptyline (Aventyl) – ne semble pas poser de danger pour les bébés nés à terme et en santé qui sont nourris au sein (Stewart, 2000; Wisner et coll., 2002; Weissman et coll., 2004). Les données sont moins probantes en ce qui concerne les effets des antidépresseurs chez les bébés prématurés ou la prise d'antidépresseurs plus récents (comme la mirtazapine [Remeron], le bupropion [Wellbutrin] ou le moclobémide [Manerix]).

Aucune étude bien conçue sur échantillon aléatoire et contrôlé n'a encore examiné les effets des antidépresseurs sur les bébés nourris au sein et il n'existe pas de lignes directrices fondées sur des données probantes quant à leur utilisation durant l'allaitement (Stewart, 2000; Weissman et coll., 2004). Selon des recherches récentes et un avertissement de Santé Canada, les femmes et leurs médecins devraient faire preuve de prudence au moment d'envisager l'usage des antidépresseurs durant la grossesse – surtout juste avant l'accouchement (Laine et coll., 2003; Zeskind et Stephens, 2004; Ross et coll., sous presse). Cela laisse entendre qu'il faudrait également étudier les effets de quantités beaucoup plus faibles d'antidépresseurs dans le lait maternel. Selon le comité sur les médicaments de l'académie américaine de pédiatrie (2001), les mères qui prennent des antidépresseurs peuvent continuer à allaiter (si elles le désirent), pourvu que leurs bébés soient suivis par des professionnels de la santé. Puisque le système de neurotransmetteurs du cerveau continue à se développer chez l'enfant après sa naissance, on ignore encore les effets à long terme des antidépresseurs sur les jeunes enfants. Et puisque de nombreux antidépresseurs sont disponibles seulement depuis peu, il n'y a pas encore eu d'étude publiée sur leurs effets à long terme chez les enfants y ayant été exposés par le lait maternel.

En dernière analyse, la mère et son médecin (et peut-être son ou sa partenaire, le cas échéant) doivent comparer les risques possibles de l'exposition aux médicaments par le lait maternel chez l'enfant aux conséquences graves de la dépression non traitée pour la mère, puis décider conjointement du meilleur mode d'alimentation pour la mère et le bébé. En bout de ligne, le but visé est de traiter la dépression de façon opportune.

Traiter la DPP au moyen de la psychothérapie

La psychothérapie, dont la psychothérapie interpersonnelle (PTI) ou cognitivo-comportementale (TCC), peut atténuer la DPP légère ou moyenne. Étant donné que bien des mères sont réticentes à l'idée de prendre des médicaments durant la grossesse ou l'allaitement (Chabrol et coll., 2004), la psychothérapie s'avère alors une option efficace et un traitement de première intention. Par contre, ce type de thérapie nécessite souvent l'intervention de professionnels dûment formés et n'est pas toujours facilement accessible. En outre, on ne connaît pas encore ses effets à long terme (c.-à-d. après quelques semaines ou mois de traitement).

PSYCHOTHÉRAPIE INTERPERSONNELLE (PTI)

La PTI est axée sur l'évolution du rôle de parent et l'amélioration de la dynamique relationnelle. C'est d'ailleurs un moyen éprouvé de réduire les symptômes dépressifs et d'améliorer le fonctionnement social des femmes atteintes de DPP. La PTI peut aussi contribuer à résoudre des conflits matrimoniaux ou relationnels courants chez les nouveaux parents (Stuart et O'Hara, 1995). Elle est dispensée par des psychiatres, **psychologues**, infirmières et infirmiers, travailleuses et travailleurs sociaux ayant suivi la formation appropriée. Les études préliminaires sur la PTI de groupe ont aussi donné des résultats positifs dans le cas de la DPP. De plus amples recherches s'imposent toutefois pour confirmer les effets à long terme de la PTI chez les nouvelles mères.

THÉRAPIE COGNITIVO-COMPORTEMENTALE (TCC)

La TCC vise à remplacer un mode de pensée négatif par un mode **cognitif** plus positif et plus axé sur la réalité afin d'aider la personne à avoir de meilleurs mécanismes d'adaptation. La TCC est communément utilisée pour traiter la dépression légère ou moyenne. D'après les conclusions d'un grand nombre d'études de petite envergure, la TCC aide à réduire des symptômes dépressifs et à accélérer le rétablissement de la DPP. (Pour une description plus détaillée de la TCC, voir la page 47 au chap. 4).

THÉRAPIE PSYCHODYNAMIQUE

La thérapie psychodynamique est une méthode analytique qui sonde les racines conscientes et inconscientes des sentiments et comportements. Selon une étude, cette approche n'atténuerait les symptômes de DPP qu'à court terme seulement et ne serait pas plus bénéfique à long terme que le rétablissement spontané (Cooper et coll., 2003; Murray et coll., 2003). D'autres études s'imposent afin d'évaluer les effets de ce type de psychothérapie.

GROUPES DE SOUTIEN

Bien des études confirment que le manque de soutien constitue un important facteur de risque de la DPP. Voici certaines des plaintes les plus fréquentes des femmes souffrant de DPP :

- ne pas avoir quelqu'un qui les comprend ou à qui elles peuvent parler ouvertement;
- penser qu'elles sont les seules mères à se sentir aussi mal et incompétentes;
- ne pas avoir d'ami ou amie proche, partenaire, confident ou confidente avec qui parler de leurs sentiments;
- être obligée de demander expressément de l'aide pour en obtenir;
- souffrir du manque de compagnie (interaction avec d'autres nouvelles mères).

Certaines femmes ont indiqué que la participation à un groupe de soutien avait eu des effets positifs en leur permettant de s'identifier à d'autres femmes vivant des situations similaires, de normaliser leur expérience et de voir que d'autres partageaient leurs sentiments.

Les études sur l'efficacité des séances de groupe (animées par des psychologues, infirmières, infirmiers ou ergothérapeutes) dans les cas de DPP ont toutefois donné des résultats mitigés. Certains groupes de soutien ont apparemment eu des effets bénéfiques sur l'humeur des mères (mesurée au moyen de l'**Inventaire de dépression postnatale d'Édimbourg** [EPDS]), tandis que d'autres n'ont eu aucun effet. Les chercheurs devront donc poursuivre leurs travaux afin de déterminer les types de thérapie, de dynamique et d'animation de groupe les plus efficaces pour atténuer la DPP.

Comme il est difficile pour les mères ayant de tout jeunes bébés d'assister régulièrement à des réunions de groupe, certaines femmes ont participé à un programme pilote de soutien offert au téléphone par des femmes ayant déjà souffert de DPP. Cette méthode, qui semble prometteuse (Dennis, 2003a), fait actuellement l'objet d'une étude plus large menée par Dre la Dennis à plusieurs emplacements dans la région torontoise.

COUNSELING NON DIRECTIF

Selon deux études européennes de petite envergure, le counseling non directif ou des « visites d'écoute à domicile » faites par des infirmières, des travailleuses sociales, des visiteuses du service d'hygiène ou des psychologues semblent réduire les symptômes de DPP. Il faudrait toutefois mener une étude plus large sur échantillon aléatoire pour confirmer ces résultats.

Hormonothérapie

Certains chercheurs et cliniciens se sont prononcés en faveur de l'œstrogénothérapie pour traiter la DPP. Les résultats préliminaires d'études sur petit échantillon

évaluant l'usage du 17 béta-œstradiol, administré en comprimés sous la langue ou en timbre cutané, indiquent une réduction considérable des symptômes de DPP (Gregoire et coll., 1996; Ahokas et coll., 2001; Karuppaswamy et Vlies, 2003). Dans certaines de ces études cependant, les femmes prenaient aussi des antidépresseurs, ce qui a biaisé les résultats. Vu ces défaillances, d'autres recherches sont nécessaires afin de confirmer l'efficacité de l'œstrogénothérapie dans le soulagement de la DPP, la dose la plus sûre à administrer, les effets secondaires possibles (tels que les caillots de sang), ainsi que les effets sur les poupons nourris au sein.
La progestérone et les progestatifs (contenus dans certains contraceptifs) sont contre-indiqués chez les femmes souffrant de DPP, car ils peuvent augmenter la dépression.

Électroconvulsothérapie (ECT)

L'ECT consiste à appliquer brièvement, pendant que la personne est sous anesthésie, un courant électrique au cerveau. Il existe peu de données scientifiques pouvant guider les professionnels de la santé sur l'utilisation de l'ECT pour traiter les femmes atteintes de DPP. Toutefois, dans les milieux cliniques, elle facilite le traitement de la dépression grave et est considérée comme une option aussi sûre en période post-partum qu'à d'autres moments. L'ECT serait rarement le traitement de première intention de la DPP, à moins que la femme ait de fortes tendances au suicide ou à l'infanticide. Par contre, elle peut s'avérer un outil clinique valable chez les mères gravement déprimées qui ne réagissent pas aux antidépresseurs ou qui ne veulent pas en prendre, surtout parce que l'ECT fait rapidement effet en général (Robinson et Stewart, 2001).

Luminothérapie

D'après quelques études de petite envergure, la luminothérapie (encore au stade expérimental dans les cas de DPP) pourrait avoir un effet antidépresseur et convenir aux mères qui ne réagissent pas aux traitements traditionnels ou ne veulent pas s'y soumettre (Epperson et coll., 2004). D'autres recherches doivent être faites sur le sujet.

Traitements complémentaires ou parallèles

Les traitements complémentaires ou parallèles de la DPP incluent la massothérapie, l'acuponcture, les remèdes à base de plantes médicinales (comme le millepertuis, le cimicaire), les suppléments alimentaires et l'aromathérapie (Weier et Beal, 2004). Il n'existe cependant aucune donnée scientifique démontrant l'efficacité de ces traitements.

Certaines femmes, plus particulièrement celles qui allaitent leur enfant, préfèrent les traitements naturels aux traitements médicaux conventionnels comme les antidépresseurs. Il est toutefois utile de rappeler aux femmes que les traitements naturels peuvent aussi avoir des effets secondaires et des interactions avec d'autres médicaments. En outre, à l'instar des antidépresseurs, les substances médicinales ou prescrites par des naturopathes passeront probablement elles aussi dans le lait maternel. Les femmes devraient donc vérifier auprès de leur médecin l'innocuité, pour elle-même et leur bébé, de toute substance qu'elles envisagent de prendre, y compris celles à base de plantes médicinales. Qui plus est, bien des remèdes à base de plantes médicinales, comme le millepertuis, peuvent avoir des graves interactions avec d'autres médicaments. Dans bien des cas, l'innocuité de nombreux remèdes à base de plantes médicinales n'est pas bien documentée, et leur pureté et leur force varient selon les échantillons.

RELAXATION OU MASSOTHÉRAPIE

Quelques études sur petit échantillon ont montré que les massages et les exercices de relaxation pouvaient améliorer l'humeur des mères dépressives et diminuer leur anxiété, et donc que ces approches pouvaient avoir une certaine utilité contre la dépression légère. Malgré des résultats préliminaires prometteurs, certaines conclusions contradictoires nous empêchent de confirmer l'efficacité de la relaxation et de la massothérapie.

Résumé

La DPP est une maladie grave qui doit être traitée. Si elle se prolonge et n'est pas traitée, la DPP peut avoir des conséquences négatives sur la santé de la mère, le bébé et la famille tout entière.

Les options de traitement devraient être fondées sur les besoins et préférences de la femme, la gravité de ses symptômes et la disponibilité des services. Les traitements les plus courants de la DPP sont:

- la psychothérapie (surtout la TCC et la PTI) ;
- les antidépresseurs;
- les groupes d'entraide et le soutien social, conjugués aux antidépresseurs et à la psychothérapie.

Les données dont l'on dispose actuellement semblent indiquer que les femmes qui allaitent un bébé né à terme et en santé peuvent prendre sans danger les antidépresseurs les plus couramment prescrits (p. ex. la sertraline, la paroxétine et la nortriptyline). Il n'y a toutefois pas de données sur leurs effets à long terme. La décision de prendre ou non des antidépresseurs durant l'allaitement doit tenir compte des risques et des avantages du traitement pour la mère et l'enfant.

En bout de ligne, le but visé devrait être le prompt rétablissement de la mère.

6
Aiguillage vers des services d'évaluation et de traitement

Quand devrait-on aiguiller une femme vers des services d'évaluation ou de traitement de la dépression du post-partum ?

Vers quel type d'organisation ou de professionnel devrait-on l'aiguiller ?

Un des principaux rôles des intervenants en santé de première ligne est souvent d'aiguiller les femmes qu'ils soupçonnent de faire une **dépression du post-partum** (DPP) vers des services d'évaluation ou de traitement plus poussés. Ce chapitre offre des renseignements sur les situations qui nécessitent l'aiguillage d'une cliente et les services vers lesquels la diriger. On y explique aussi les rôles que peuvent jouer divers fournisseurs de services sociaux et de santé dans l'évaluation et le traitement de la DPP, et la façon de faire appel à leurs services.

Quand devrait-on aiguiller une femme ?

On devrait songer à aiguiller une mère vers des services d'évaluation de la DPP si la patiente elle-même, sa famille ou ses fournisseurs de services se préoccupent de son humeur ou de son comportement.

De nombreuses situations peuvent justifier l'aiguillage :

- La mère dit spontanément se sentir déprimée, triste ou préoccupée ; se plaint de symptômes physiques comme le manque d'appétit, de la difficulté à dormir, ou une fatigue extrême ; dit tout simplement qu'elle ne se sent pas comme d'habitude.
- Le ou la partenaire de la femme ou d'autres membres de sa famille signalent qu'elle semble déprimée ou se plaint des symptômes susmentionnés et décrits au chapitre 1 (voir page 5).

- La mère obtient un pointage supérieur au seuil préétabli à un outil de dépistage comme l'Inventaire de dépression postnatale d'Édimbourg (EPDS) (voir le chap. 3, p. 30).
- En se fondant sur son expérience clinique ou son niveau de familiarité avec la mère, un fournisseur de services remarque des changements par rapport à son état habituel ou des symptômes qui correspondent à un diagnostic possible de DPP.

Comme il est décrit au chapitre 1, les femmes éprouvent une grande variété d'émotions durant la période du post-partum. La tristesse ou l'inquiétude passagère ne sont donc pas nécessairement un signe de DPP. Les professionnels de la santé devraient toutefois évaluer toutes les modifications importantes de l'humeur, surtout lorsqu'elles se produisent rapidement. La Figure 6-1 donne des directives sur la façon de déterminer si les symptômes se situent à l'extérieur des valeurs normales et, par conséquent, s'il y a lieu d'aiguiller la mère vers des services d'évaluation plus poussés.

Des modifications apparemment « normales » de l'humeur peuvent aussi cacher les premiers stades d'une DPP. C'est pourquoi les fournisseurs de services devraient suivre attentivement les femmes qui signalent des symptômes de dépression. Comme on l'explique également dans le chapitre 1, ces symptômes doivent être présents pendant deux semaines ou plus pour constituer une DPP. Par conséquent, si vous choisissez de ne pas aiguiller une mère vers des services d'évaluation, vous devriez vérifier son état le plus souvent possible pendant plusieurs semaines pour vous assurer que les symptômes ne persistent pas et n'entraînent pas un épisode de DPP.

La Figure 6-1 (voir p.63) est offerte à titre d'indication seulement. L'expertise et l'opinion clinique du fournisseur de services devraient constituer d'importants éléments du processus décisionnel. En cas de doute, il est conseillé d'user de prudence : il vaut toujours mieux soumettre une mère à une évaluation non requise que de laisser quelqu'un qui a besoin de traitement glisser entre les mailles du filet.

AIGUILLAGE D'URGENCE VERS DES SERVICES PSYCHIATRIQUES : PENSÉES SUICIDAIRES OU MEURTRIÈRES (INFANTICIDE)

Selon la Figure 6-1, il est nécessaire d'aiguiller d'urgence vers des services psychiatriques les mères qui ont des symptômes de **psychose** (voir le chap. 1) et des pensées d'autodestruction afin qu'elles rencontrent un **psychiatre** sans tarder au cours des 24 heures suivantes. Ces mères ne devraient pas être laissées seules (ou seules en compagnie du bébé) avant que l'on ait procédé à leur évaluation.

Les différents organismes et bureaux de santé ont parfois leurs propres politiques régissant l'aiguillage d'urgence vers des services psychiatriques. Les fournisseurs de services devraient discuter de ces politiques avec leur gestionnaire, de préférence avant d'avoir à les appliquer. Dans la plupart des cas, il s'agira d'accompagner la mère à la salle d'urgence de l'hôpital le plus près, où le psychiatre ou l'urgentologue de garde l'évaluera et l'hospitalisera au besoin.

FIGURE 6–1

Arbre décisionnel pour l'évaluation et l'aiguillage des femmes pouvant être atteintes de DPP

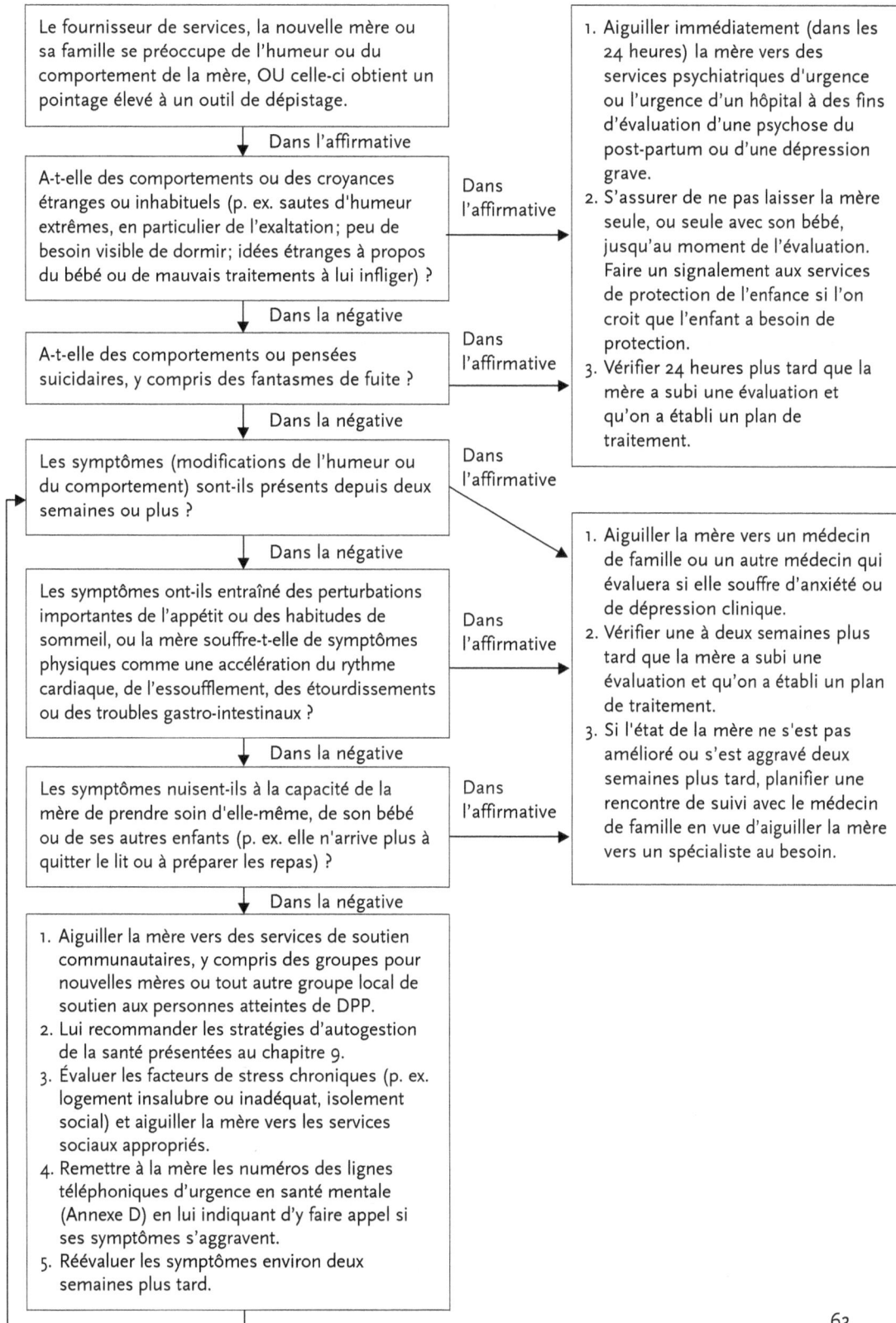

Le fournisseur de services, la nouvelle mère ou sa famille se préoccupe de l'humeur ou du comportement de la mère, OU celle-ci obtient un pointage élevé à un outil de dépistage.

Dans l'affirmative

A-t-elle des comportements ou des croyances étranges ou inhabituels (p. ex. sautes d'humeur extrêmes, en particulier de l'exaltation; peu de besoin visible de dormir; idées étranges à propos du bébé ou de mauvais traitements à lui infliger) ?

Dans l'affirmative

Dans la négative

A-t-elle des comportements ou pensées suicidaires, y compris des fantasmes de fuite ?

Dans l'affirmative

Dans la négative

Les symptômes (modifications de l'humeur ou du comportement) sont-ils présents depuis deux semaines ou plus ?

Dans l'affirmative

Dans la négative

Les symptômes ont-ils entraîné des perturbations importantes de l'appétit ou des habitudes de sommeil, ou la mère souffre-t-elle de symptômes physiques comme une accélération du rythme cardiaque, de l'essoufflement, des étourdissements ou des troubles gastro-intestinaux ?

Dans l'affirmative

Dans la négative

Les symptômes nuisent-ils à la capacité de la mère de prendre soin d'elle-même, de son bébé ou de ses autres enfants (p. ex. elle n'arrive plus à quitter le lit ou à préparer les repas) ?

Dans l'affirmative

Dans la négative

1. Aiguiller la mère vers des services de soutien communautaires, y compris des groupes pour nouvelles mères ou tout autre groupe local de soutien aux personnes atteintes de DPP.
2. Lui recommander les stratégies d'autogestion de la santé présentées au chapitre 9.
3. Évaluer les facteurs de stress chroniques (p. ex. logement insalubre ou inadéquat, isolement social) et aiguiller la mère vers les services sociaux appropriés.
4. Remettre à la mère les numéros des lignes téléphoniques d'urgence en santé mentale (Annexe D) en lui indiquant d'y faire appel si ses symptômes s'aggravent.
5. Réévaluer les symptômes environ deux semaines plus tard.

1. Aiguiller immédiatement (dans les 24 heures) la mère vers des services psychiatriques d'urgence ou l'urgence d'un hôpital à des fins d'évaluation d'une psychose du post-partum ou d'une dépression grave.
2. S'assurer de ne pas laisser la mère seule, ou seule avec son bébé, jusqu'au moment de l'évaluation. Faire un signalement aux services de protection de l'enfance si l'on croit que l'enfant a besoin de protection.
3. Vérifier 24 heures plus tard que la mère a subi une évaluation et qu'on a établi un plan de traitement.

1. Aiguiller la mère vers un médecin de famille ou un autre médecin qui évaluera si elle souffre d'anxiété ou de dépression clinique.
2. Vérifier une à deux semaines plus tard que la mère a subi une évaluation et qu'on a établi un plan de traitement.
3. Si l'état de la mère ne s'est pas amélioré ou s'est aggravé deux semaines plus tard, planifier une rencontre de suivi avec le médecin de famille en vue d'aiguiller la mère vers un spécialiste au besoin.

Les mères qui voient déjà un psychiatre peuvent avoir établi avec lui une marche à suivre en cas d'urgence. Dans ce cas, la mère peut être aiguillée vers son propre psychiatre (pourvu qu'il puisse la rencontrer dans les 24 heures suivantes).

Dans certaines régions, il peut être impossible d'obtenir une évaluation dans les 24 heures. Dans ce cas, on devrait aiguiller la mère vers un autre médecin de la région qui a une certaine expertise en santé mentale. Vous trouverez à la page 73 des renseignements sur l'obtention d'une consultation psychiatrique dans les régions mal desservies.

Idées suicidaires

De la bouche d'une mère dépressive, les phrases du genre « C'est peut-être mieux d'en finir tout de suite » ou « Mon bébé serait mieux sans moi » peuvent signifier que la mère songe à se faire du mal ou à faire du mal à son bébé. Les mères qui ont des pensées suicidaires obtiennent habituellement un pointage supérieur à zéro au 10e énoncé de l'EPDS (voir le chap. 3).

Le protocole d'évaluation du risque de suicide peut varier d'un service ou d'un organisme à l'autre. En l'absence d'un tel protocole par contre, il peut être difficile de déterminer si une mère est réellement suicidaire, ou si ses paroles ne font qu'exprimer son sentiment d'accablement et de frustration.

Les fournisseurs de services de première ligne peuvent poser les questions suivantes* pour déterminer s'il est nécessaire d'aiguiller d'urgence une mère:

- À quelle fréquence pensez-vous à vous faire du mal ?
- Quelle est l'intensité de ces sentiments ? Dans quelle mesure vous inquiètent-ils ?
- Avez-vous déjà eu ce genre de sentiments auparavant ? Si oui, qu'est-il arrivé ? Comment avez-vous composé avec ces sentiments ?
- Avez-vous déjà tenté de vous suicider ou de vous faire du mal ?
- Avez-vous pensé à la manière dont vous procéderiez ?
- Quel genre de soutien obtenez-vous actuellement à la maison ?
- [Si la mère a un ou une partenaire] Avez-vous déjà parlé à votre partenaire de ce que vous ressentez ?
- Êtes-vous proche de vos parents ou des autres membres de votre famille ? Sont-ils au courant de vos sentiments ?
- Pouvez-vous compter sur le soutien émotif de votre partenaire, des membres de votre famille, ou des deux ?
- [Si la mère ne peut pas compter sur le soutien d'un ou d'une partenaire ou des membres de sa famille] Y a-t-il une personne dans votre entourage qui puisse vous procurer du soutien ?
- Lui avez-vous fait part de vos sentiments ? En avez-vous fait part à d'autres personnes ?
- Pourriez-vous téléphoner à cette personne si vous aviez besoin de soutien ? Viendrait-elle ?

* adaptées et traduites avec la permission de Holden, 1994.

Il est essentiel d'aiguiller immédiatement vers des services psychiatriques toute mère qui :
- a des pensées suicidaires fréquentes ou constantes ;

OU
- a dressé un plan de suicide et fait les préparatifs requis pour le mettre à exécution ;

OU
- n'a pas de soutien fiable.

On ne devrait pas laisser la mère seule, ou seule avec son bébé, avant d'avoir procédé à son évaluation.

Lorsqu'une évaluation psychiatrique d'urgence n'est pas nécessaire (ou ne peut être obtenue immédiatement), le fournisseur de services de première ligne ou le **médecin de famille** de la mère doit suivre attentivement la situation pour s'assurer que l'état de sa cliente ne s'aggrave pas. Comme il a été déjà mentionné, il vaut toujours mieux user de grande prudence lorsqu'il existe un risque de suicide.

Pensées destructrices envers le bébé

Les pensées destructrices envers le bébé sont courantes chez les personnes atteintes de DPP ; elles prennent habituellement la forme d'images mentales fugitives qui se manifestent sans avertissement. La mère peut s'imager en train de faire intentionnellement mal au bébé (p. ex. le noyer en lui donnant le bain, le jeter d'un pont, projeter sa poussette dans la circulation, le poignarder à l'aide d'un couteau de cuisine).

Bien que ces pensées soient souvent bouleversantes, elles signifient rarement que la mère fera réellement mal à son bébé. D'ailleurs, lors d'une étude récente menée auprès de mères et de pères de nouveau-nés, 65 p. 100 des sujets ont signalé avoir de telles pensées (Abramowitz et coll., 2003). Dans la plupart des cas, il s'agit probablement d'une réaction normale au sentiment de vigilance intense qu'éprouvent les nouveaux parents qui doivent dorénavant assumer la responsabilité d'un enfant.

Bien sûr, ces pensées troublantes requièrent une attention clinique si :
- la mère pense que ces pensées sont raisonnables ou qu'elle pourrait les mettre à exécution ;
- la mère dit ne pas pouvoir évacuer ces pensées ou toujours craindre leur retour ;
- la mère se préoccupe assez de ces pensées pour prendre des mesures concrètes afin de ne pas blesser son bébé (p. ex. ranger tous les couteaux et objets tranchants ; refuser de quitter la maison) ;
- des **idées suicidaires** ou symptômes psychotiques accompagnent ces pensées.

Dans de tels cas, le fournisseur de services devrait aiguiller d'urgence la mère vers des services psychiatriques, de la façon décrite précédemment.

Dans les cas de pensées troublantes et fugitives non accompagnées d'un risque de suicide et de symptômes psychotiques, on peut rassurer la mère en lui expliquant que ces pensées font peur mais sont tout à fait normales. Il est extrêmement rare qu'une mère fasse du mal à son bébé, à moins d'avoir des idées de suicide intenses ou des symptômes psychotiques (décrits précédemment). Comme il le ferait pour toute autre femme atteinte de DPP, le fournisseur de services de première ligne ou le médecin de famille doit suivre attentivement la situation pour s'assurer que les symptômes ne s'aggravent pas ou que des idées suicidaires ne se manifestent pas.

Aiguillage vers les services de protection de l'enfance

Si vous travaillez auprès de femmes en période de post-partum, il est possible que vous soupçonniez qu'un bébé est victime de négligence ou de mauvais traitements. C'est pourquoi il vous faut connaître les mesures législatives régissant le signalement de cas de mauvais traitements.

Puisque la protection de l'enfance relève du gouvernement provincial, la formulation des mesures législatives s'y rapportant varie selon la province ou le territoire. En Ontario, aux termes de la *Loi sur les services à l'enfance et à la famille*, la personne qui croit, en se fondant sur des motifs raisonnables, qu'un enfant a ou pourrait avoir besoin de protection doit faire part de ses soupçons sans délai à une société ainsi que des renseignements sur lesquels ils sont fondés (http://www.children.gov.on.ca/CS/fr/programs/ChildProtection/Publications/repChAbuse.htm).

L'obligation de signaler les cas de mauvais traitements est semblable dans les autres provinces et territoires. On peut obtenir des renseignements sur cette obligation dans tous les organismes locaux de protection de l'enfance.

La plupart des règlements sur le sujet comportent des termes subjectifs comme « motifs raisonnables ». Ce dernier signifie que les fournisseurs de services doivent user de leur jugement pour déterminer s'il y a ou non motif de croire qu'un enfant a besoin de protection. Par exemple, la personne qui s'occupe de l'enfant (habituellement le parent) a-t-elle la capacité physique, mentale ou émotionnelle requise, ou le soutien nécessaire, pour lui prodiguer des soins adéquats ? S'il soupçonne un enfant d'avoir besoin de protection, le fournisseur de services a l'obligation de faire immédiatement part de ses préoccupations à un organisme de protection de l'enfance. Vous devriez consulter les services de protection de l'enfance si vous n'êtes pas certain de la nécessité de faire un signalement.

Les fournisseurs de services doivent documenter soigneusement leurs préoccupations, leurs entretiens avec l'organisme de protection de l'enfance, les mesures prises pour aiguiller l'enfant, ainsi que toute intervention exigée par l'organisme (s'il a été mis au courant). Dans la plupart des cas, les femmes atteintes de troubles psychiques du post-partum ne présentent pas de risques pour leurs enfants, pourvu qu'elles obtiennent rapidement un traitement et du soutien appropriés. Malheureusement, les mères qui ont une maladie mentale grave peuvent présenter un risque de négligence ou de mauvais traitements pour leurs enfants. Si vous soupçonnez la présence d'un tel risque, vous devez en avertir les services de protection de l'enfance. C'est pourquoi tous les fournisseurs de services qui sont en contact avec des enfants devraient surveiller les signes de négligence et de mauvais traitements.

Vers quel type d'organisation ou de professionnel devrait-on aiguiller une mère soupçonnée de faire une DPP ?

Cela dépend de la nature et de la gravité des symptômes de la mère, de ses préférences personnelles, des services offerts dans la région et de leur disponibilité. La Figure 6-1 fournit des recommandations fondées sur la gravité et la persistance des symptômes.

FAIRE PARTICIPER LA MÈRE AUX DÉCISIONS SUR L'AIGUILLAGE

Lorsque la situation le permet, déterminez conjointement avec la mère (son ou sa partenaire et les membres de sa famille, le cas échéant) s'il est nécessaire de l'aiguiller vers des services spécialisés et choisissez ensemble où l'aiguiller. En l'incluant de la sorte, vous vous assurerez qu'elle s'investira le plus possible dans le processus en respectant les recommandations faites à propos de ses soins.

Avant d'aiguiller une nouvelle mère, expliquez-lui clairement pourquoi vous jugez cette mesure nécessaire (p. ex. elle manifeste des symptômes de DPP ; vous vous préoccupez de ses sentiments suicidaires) et ce qu'elle pourrait en tirer (p. ex. elle pourra voir un médecin qui évaluera ses symptômes et recommandera un plan de traitement ; elle aura l'occasion d'assister à un groupe de soutien et d'y rencontrer d'autres femmes dans la même situation). Présentez-lui les différents choix de traitement et renseignez-vous sur ses préférences et ses expériences passées.

Vous devriez également vérifier les sources d'aiguillage possibles avant de les recommander. Votre organisation a peut-être établi des critères de sélection des sources d'aiguillage. Il pourrait également être utile de dresser une liste des sources que d'autres ont utilisées avec succès. Vérifiez la formation et les compétences des professionnels de la santé auxquels vous envisagez de faire appel, ainsi que la réglementation qui gouverne leur pratique. Informez-vous des préférences et philosophies des professionnels et organisations vers lesquels vous comptez envoyer des patientes. Observent-ils un **modèle biopsychosocial** ou biomédical de la DPP ? Appuient-ils les décisions de la mère concernant le traitement ? Les femmes bien renseignées sur les sources d'aiguillage pourront faire des choix éclairés quant au type d'intervention à obtenir. Malheureusement, de nombreux fournisseurs de services ont peu de connaissances sur la DPP et, par conséquent, pourraient faire fi des préoccupations des femmes à propos de leur humeur. Les fournisseurs de services de première ligne peuvent jouer un rôle important dans la défense des intérêts des femmes auprès de leur médecin. Voici des suggestions pour aider une mère à préparer son rendez-vous avec le médecin :

- Si vous l'aiguillez vers son médecin de famille, donnez la raison de la consultation à la réceptionniste qui prend le rendez-vous (si la femme y consent). Sinon, la réceptionniste prévoira une rencontre ordinaire (très courte) et la femme pourrait devoir effectuer une seconde visite.

- Aidez la femme à présenter sa situation au médecin. Donnez-lui des exemples concrets, comme: « Je ne dors que trois heures par nuit parce que je reste éveillée à me préoccuper de mon enfant » ou « Je me sens si mal que j'ai perdu l'appétit et je n'ai pas mangé un vrai repas depuis une semaine ». La mère devrait aussi informer le médecin de la durée de ses symptômes et de leurs répercussions sur sa capacité de prendre soin d'elle-même et de son enfant.
- Encouragez la mère à rédiger une liste de questions et de demandes à apporter chez le médecin. Dans son état de détresse et d'anxiété, elle pourrait oublier de lui fournir des informations importantes.
- Encouragez-la à se rendre chez le médecin accompagnée de son ou sa partenaire, ou d'une autre source de soutien, puisqu'elle pourrait oublier de poser toutes ses questions ou avoir de la difficulté à retenir toute l'information que lui donne le médecin.
- Songez à préparer et à signer une lettre que la femme pourra apporter à son médecin et dans laquelle vous indiquerez ses symptômes spécifiques et leur durée. Si vous avez utilisé l'EPDS ou tout autre outil de dépistage, vous pourrez y joindre les résultats (si la femme y consent). Les médecins sont plus susceptibles de prendre des symptômes au sérieux s'ils savent qu'un autre fournisseur de services sociaux ou de santé les trouve préoccupants.

Faites toujours un suivi auprès de la mère pour vous assurer qu'elle a rencontré le fournisseur de services vers lequel vous l'avez aiguillée et qu'il a établi un plan de traitement approprié.

Si une évaluation en vue d'obtenir des soins de santé mentale est un processus bouleversant pour n'importe qui, il peut l'être encore davantage pour des mères qui ont la responsabilité d'un nouveau-né. C'est pourquoi vos clientes sont plus susceptibles de suivre vos recommandations si elles sentent que vous avez conçu le plan d'aiguillage en fonction de leur meilleur intérêt et de celui de leur famille.

QU'ARRIVE-T-IL SI LA MÈRE REFUSE DE SE FAIRE AIGUILLER ?

Malgré vos meilleures intentions, vous vous retrouverez parfois en présence d'une mère qui refuse votre offre de soutien et d'aiguillage. Ce genre d'attitude n'est malheureusement pas rare parmi les femmes qui disent avoir des pensées suicidaires ou des symptômes de psychose.

Sauf exceptions (décrites au prochain paragraphe), un fournisseur de services ne peut divulguer des renseignements sur les symptômes et la situation d'une cliente, même à d'autres fournisseurs de services ou aux membres de sa famille, sans son consentement. Si une mère n'accepte pas de rencontrer un autre professionnel de la santé et refuse que vous discutiez avec lui de sa situation, vous devez habituellement respecter sa décision même si vous la jugez mauvaise. Continuez alors de renseigner la mère sur la DPP et les façons de la traiter, et assurez un suivi régulier au cas où elle changerait d'avis ou que ses symptômes s'aggraveraient.

Dans certains cas spécifiques, il est possible de soumettre une personne à des soins psychiatriques sans son consentement. Toutes les provinces ont des lois régissant la santé mentale qui permettent aux médecins d'imposer à une personne un traitement psychiatrique ou un séjour sous observation à l'hôpital. Les critères autorisant une telle démarche varient d'une province à l'autre, et dépendent habituellement du danger que la personne constitue pour elle-même et autrui. Par contre, les lois sur la santé mentale régissent uniquement le travail des médecins. La plupart des établissements et organismes ont en place des protocoles que doivent suivre les autres professionnels de la santé lorsqu'une personne refuse des soins ou semble présenter un risque de suicide ou d'homicide. Il peut également être utile de consulter votre organisme de réglementation (p. ex. ordre des infirmières et infirmiers) pour savoir ce que prévoient à ce chapitre le code de déontologie et les normes de pratique qui régissent vos activités.

Lorsqu'une cliente refuse de se faire soigner ou d'être aiguillée vers des soins appropriés, vous êtes tenu d'aviser les services de protection de l'enfance si vous soupçonnez que son enfant a besoin de protection.

FEMMES SANS PROTECTION MÉDICALE

Les régimes provinciaux d'assurance-maladie couvrent de nombreux services de santé offerts aux femmes durant la période du post-partum, ce qui signifie que la plupart des femmes pourront y avoir accès sans frais. L'accès aux services peut cependant être difficile pour les femmes qui sont **réfugiées** ou sans statut juridique au Canada, ou qui ne sont pas couvertes par un régime provincial d'assurance-maladie.

Vous pouvez aider les femmes admissibles à l'assurance-maladie à remplir les formulaires et à suivre les procédures d'inscription (voir www.cic.gc.ca/francais/vivre/fiche-sante.html). Vous pourriez également dresser et remettre aux mères une liste des services de santé communautaires qui prodiguent des soins aux personnes non couvertes par un régime d'assurance-maladie. Avant d'aiguiller une mère, discutez avec elle de sa protection médicale pour vous assurer qu'elle a accès aux services que vous lui proposez.

ACCÈS AUX SERVICES EN MILIEU RURAL ET ÉLOIGNÉ

L'accès aux services de santé mentale est très limité dans beaucoup de collectivités rurales et éloignées. Les psychiatres, **psychologues** et autres fournisseurs de services de santé mentale se font rares dans bon nombre de petites localités. À certains endroits, il peut même être difficile de trouver un médecin de famille.

Dans ces collectivités, vous pourriez devoir aiguiller les femmes que vous soupçonnez de souffrir de DPP vers la salle d'urgence de l'hôpital le plus proche ou une clinique sans rendez-vous où un médecin pourra les évaluer. Vous pourrez ensuite encourager le médecin traitant à consulter des experts en santé mentale des femmes dans des collectivité plus grandes afin de rédiger un plan de traitement.

De nombreux services psychiatriques offrent des consultations par vidéoconférence ou téléconférence. En Ontario, vous pouvez communiquer avec le Programme d'extension en psychiatrie de l'Ontario (voir www.psychiatry.med.uwo.ca/ecp/- en anglais seulement) pour savoir s'il offre ce type de consultation dans votre région. Des services semblables sont offerts dans d'autres régions du Canada. Vérifiez auprès des écoles de médecine près de chez vous.

Quel rôle jouent divers services et professionnels de la santé dans l'évaluation et le traitement de la DPP ?

La section qui suit décrit le rôle que jouent divers organismes et fournisseurs de services dans l'évaluation et le traitement de la DPP.

SALLES D'URGENCE DES HÔPITAUX

En quoi consistent-elles ?
Les salles d'urgence des hôpitaux évaluent les patients qui ont des préoccupations ou problèmes médicaux urgents, et entament un traitement. Une infirmière de triage établit habituellement le premier contact avec le client et détermine la priorité à donner à son état. Un urgentologue effectue ensuite l'évaluation en consultation avec des spécialistes (p. ex. psychiatre ou neurologue) s'ils sont disponibles et que la situation l'exige. Les patients attendent parfois plusieurs heures avant de rencontrer un urgentologue, et encore plus longtemps avant de voir un spécialiste.

Quel rôle peuvent-elles jouer ?
Les salles d'urgence des hôpitaux jouent un rôle important dans l'évaluation et le traitement de la DPP grave et de la psychose du post-partum. Comme il est décrit précédemment, les fournisseurs de services aiguillent habituellement vers la salle d'urgence la plus proche les personnes qui ont des idées suicidaires ou pourraient avoir des symptômes psychotiques. Le personnel de ces salles évaluera toutes les femmes qui manifestent de tels symptômes ou idées, les admettront au besoin ou les aiguilleront vers un psychiatre.

Le personnel des salles d'urgence n'admettra probablement pas à une unité psychiatrique les mères qui présentent des symptômes légers ou modérés de DPP. Par contre, les femmes atteintes de psychose du post-partum sont beaucoup plus susceptibles d'être admises à l'hôpital, tout comme celles qui, en plus de souffrir de DPP grave, ont un trouble de la personnalité, refusent de prendre leurs médicaments ou constituent un danger considérable pour leur bébé ou elle-même. Dans les rares cas où l'on doit hospitaliser une mère, son nouveau-né ne l'accompagne généralement pas (très peu d'hôpitaux sont en mesure d'accueillir les mères et leur bébé dans la même unité). La plupart des mères atteintes de DPP qui se présentent à la salle d'urgence d'un hôpital seront acheminées vers des services de santé mentale en consultation externe.

Comment une femme peut-elle avoir accès à une salle d'urgence ?

N'importe qui peut se présenter à une salle d'urgence pour obtenir des services médicaux. Puisque les régimes provinciaux d'assurance-maladie assument les frais des services prodigués, la personne qui reçoit des soins ne doit habituellement débourser aucuns frais, à moins d'obtenir des services spéciaux comme des transferts par ambulance.

MÉDECINS GÉNÉRALISTES ET DE FAMILLE

Que font-ils ?

Les **médecins généralistes** et de famille sont des médecins en titre qui offrent des soins préventifs et de santé généraux. Les médecins de famille diffèrent des médecins généralistes en ce qu'ils ont suivi une formation spéciale en médecine familiale. Ils ne sont pas spécialisés en psychiatrie bien que certains aient suivi une formation supplémentaire en psychothérapie. Il arrive que des médecins de famille participent à des programmes de partage des soins où ils prodiguent des soins de santé mentale sous la direction d'un psychiatre.

Quel rôle peuvent-ils jouer ?

Parfois, les symptômes ne sont pas assez graves pour exiger un aiguillage d'urgence vers des services spécialisés, mais justifient une évaluation plus poussée. Dans un tel cas, le fournisseur de services devrait acheminer la mère vers un médecin de famille. Si la femme voit un médecin de famille régulièrement, ce dernier la connaîtra suffisamment pour reconnaître chez elle des changements de personnalité. De plus, il contribuera considérablement au processus d'évaluation en effectuant les tests nécessaires pour s'assurer qu'aucun autre trouble médical ne cause les symptômes de dépression (p. ex. dysfonctionnement thyroïdien).

La plupart des médecins de famille et médecins généralistes ont la formation nécessaire pour diagnostiquer une dépression et bon nombre la traitent (habituellement à l'aide d'antidépresseurs). Certains médecins de famille préféreront cependant aiguiller la cliente vers un psychiatre ou demanderont qu'un psychiatre procède à son évaluation. Le psychiatre offrira alors au médecin de famille ses recommandations sur le traitement à prodiguer. Ce genre de consultation est particulièrement courant si la femme ne réagit pas favorablement au traitement entrepris par le médecin de famille ou si elle allaite et se préoccupe des effets éventuels des antidépresseurs sur le bébé.

Comment une femme peut-elle rencontrer un médecin de famille ?

Vous pouvez encourager toute femme qui a son propre médecin de famille à lui téléphoner pour prendre rendez-vous. Vous pouvez également l'appeler vous-même si la femme y consent (vérifiez la politique de consentement éclairé de l'organisme).

Les femmes qui n'ont pas de médecin de famille peuvent être aiguillées vers une clinique sans rendez-vous ou une salle d'urgence, où un médecin s'assurera que les symptômes ne sont pas causés par un trouble physique et acheminera la femme vers un psychiatre au besoin. En Ontario, vous pouvez aider une personne à trouver un médecin de famille en communiquant avec le service *Find a Doctor* (en anglais seulement) offert par l'entremise de l'Ordre des médecins et chirurgiens de l'Ontario, à Toronto au 416 967-2626, ou sans frais au 1 800 268-7096. Vous pouvez aussi consulter le site Web à l'adresse www.cpso.on.ca/Doctor_Search/dr_srch_hm.htm.

Les régimes provinciaux d'assurance-maladie couvrent les services offerts par les médecins de famille aux résidents canadiens.

PSYCHIATRES

Que font-ils ?

Les psychiatres sont des médecins en titre qui possèdent également une formation spécialisée d'au moins cinq ans en santé mentale. Certains psychiatres travaillent en cabinet privé tandis que d'autres sont affiliés à l'unité psychiatrique d'un établissement de santé. Certains interviennent spécifiquement auprès des mères atteintes de DPP, ou se spécialisent en santé mentale des femmes. D'autres sont très expérimentés dans la prescription de médicaments psychotropes ou la psychothérapie. L'obtention d'un rendez-vous peut prendre deux mois ou plus, mais les psychiatres trient souvent leurs nouveaux clients par ordre de priorité ; certains seront en mesure d'accueillir plus rapidement une femme qui a récemment eu un bébé.

Quel rôle peuvent-ils jouer ?

Habituellement, les psychiatres sont les principaux fournisseurs de services aux femmes atteintes de DPP grave. Le psychiatre commencera par effectuer un examen complet des antécédents de la femme sur le plan de la santé physique et mentale, puis se renseignera sur ses symptômes dans le but d'établir un diagnostic formel de DPP. Au besoin, il effectuera les tests nécessaires pour s'assurer que d'autres facteurs ne contribuent pas aux symptômes. En collaboration avec la femme, sa famille et parfois son médecin de famille ou médecin généraliste, le psychiatre recommandera un traitement qui s'articulera habituellement autour de la prescription d'antidépresseurs (ou d'autres médicaments), de la psychothérapie ou d'une combinaison de ces deux types d'intervention. Certains psychiatres recommandent parfois d'autres formes de traitement, comme on l'indique au chapitre 5.

Comment une femme peut-elle avoir accès à un psychiatre ?

Pour rencontrer un psychiatre, une femme doit habituellement être aiguillée par un médecin de famille ou généraliste. Certains psychiatres affiliés à un centre de santé mentale accepteront toutefois d'accueillir les femmes qui font elles-mêmes appel à leurs services ou sont acheminées par un fournisseur de services qui n'est pas médecin. Comme il a été mentionné auparavant, les femmes qui n'ont pas de médecin de famille peuvent également être aiguillées vers un psychiatre par le personnel d'une clinique sans rendez-vous ou d'une salle d'urgence.

Les petites collectivités ne disposent pas toutes de psychiatres. Dans ce cas, la femme peut devoir être acheminée vers le centre urbain le plus proche ou attendre la visite d'un psychiatre itinérant. Certaines collectivités sans psychiatre ont mis sur pied des services d'évaluation par vidéoconférence, qui permettent d'évaluer la cliente sans qu'elle ait à se déplacer. En Ontario, vous pouvez aider une personne à se trouver un psychiatre en communiquant avec l'Ordre des médecins et chirurgiens de l'Ontario, à Toronto au 416 967-2626, ou sans frais au 1 800 268-7096. Vous pouvez aussi consulter le site Web de son service Find a Doctor (en anglais seulement) à l'adresse www.cpso.on.ca/Doctor_Search/dr_srch_hm.htm.

Les régimes provinciaux d'assurance-maladie couvrent habituellement les services offerts par les psychiatres aux résidents canadiens.

PSYCHOLOGUES

Que font-ils ?

Les psychologues cliniciens ont fait au moins neuf années d'études universitaires et une année de pratique clinique supervisée. Leur formation les prépare à poser des diagnostics et à offrir de la psychothérapie, mais leur permis d'exercice ne leur permet pas de prescrire des médicaments. Comme les psychiatres, certains travaillent en cabinet privé. D'autres sont affiliés à un hôpital, à un centre communautaire, à un établissement scolaire ou à un lieu de travail. Comme les psychiatres également, leur pratique est réglementée par un organisme provincial (p. ex. Ordre des psychologues de l'Ontario).

Quel rôle peuvent-ils jouer ?

Les psychologues peuvent être le fournisseur de services principal des femmes atteintes de DPP qui choisissent d'avoir recours à la psychothérapie.

Comment une femme peut-elle avoir accès à un psychologue ?

La plupart des psychologues accueillent les femmes qui font appel à leurs services de leur propre chef. Cependant, les régimes provinciaux d'assurance-maladie n'assument pas les frais des services prodigués à moins que le psychologue soit affilié à un centre médical. Les femmes qui ne disposent pas d'assurance privée peuvent donc avoir à débourser des montants importants pour les services d'un psychologue. L'Association de psychologie de l'Ontario offre des renseignements sur la façon de trouver un psychologue en Ontario. Communiquez avec elle au 416 961-0069 à Toronto, ou sans frais au 1 800 268-0069. La Société canadienne de psychologie peut vous renseigner sur la façon de trouver un psychologue dans les autres provinces et territoires.

AUTRES FOURNISSEURS DE SERVICES DE SANTÉ MENTALE

Que font-ils ?

D'autres fournisseurs de services, dont les travailleurs sociaux, les infirmières et les ergothérapeutes, peuvent offrir du counseling en santé mentale de façon autonome ou dans le cadre des services d'une clinique de santé mentale, d'un programme d'aide aux employés ou d'un programme d'orientation scolaire. Leur formation varie selon leur domaine de spécialisation, et peut aller du certificat au doctorat. Outre ces professionnels de la santé, des « psychothérapeutes » non agréés offrent des soins de santé mentale en cabinet privé. Puisque ces personnes n'ont pas de permis d'exercer, cependant, leur formation et les services qu'elles offrent ne sont assujettis à aucune réglementation.

Quel rôle peuvent-ils jouer ?
Dans certains cas, ces fournisseurs ont la formation nécessaire pour offrir de la psychothérapie ou collaborent avec un psychiatre pour offrir aux femmes atteintes de DPP un traitement plus global.

Comment une femme peut-elle avoir accès à un de ces fournisseurs de soins de santé mentale ?
Une femme pourrait être acheminée vers un fournisseur de services de santé mentale par son médecin de famille, médecin généraliste ou psychiatre, ou par l'intermédiaire de la clinique de santé mentale qu'elle fréquente. L'Association canadienne des travailleuses et travailleurs sociaux offre des renseignements sur la façon de trouver un travailleur social. Consultez son site Web au www.casw-acts.ca.

INFIRMIÈRES DE LA SANTÉ PUBLIQUE

Que font-elles ?
Les infirmières de la santé publique sont des infirmières autorisées dont le travail consiste à promouvoir la santé des personnes, des familles, des collectivités et des populations. Elles possèdent un diplôme de premier cycle en soins infirmiers et travaillent généralement pour le compte de villes, de régions ou de provinces. Leur pratique est réglementée par un organisme provincial. Certaines infirmières de santé publique sont généralistes, alors que d'autres travaillent exclusivement auprès de clientèles spécifiques, comme des familles avec jeunes enfants ou des femmes enceintes. L'éducation et la formation de ces infirmières sur le plan de la santé mentale (y compris la DPP) varient grandement selon leur milieu de travail, leurs besoins et leurs intérêts.

Quel rôle peuvent-elles jouer ?
Le rôle des infirmières de la santé publique sur le plan de la détection, de la prévention et du traitement de la DPP varie selon le mandat du bureau de santé publique local et des ressources disponibles au sein ce bureau et de la collectivité dans son ensemble. Les bureaux de santé publique peuvent offrir une variété de services liés à la DPP, parfois en collaboration avec d'autres organismes communautaires ou de santé. Ces services peuvent inclure le dépistage (ciblé ou universel – voir le chap. 3), l'évaluation et l'aiguillage, la défense des droits et intérêts des clientes, la coordination des services, les groupes de soutien et de psychoéducation, ainsi que des visites à domicile (pouvant comprendre du soutien et du counseling).

Comment une femme peut-elle rencontrer une infirmière de la santé publique ?
Vous trouverez les coordonnées de chaque bureau de santé publique dans l'annuaire téléphonique de la région et sur Internet. Dans la plupart des cas, les femmes peuvent faire elles-mêmes appel à des services et programmes de santé publique, qui sont offerts sans frais.

GROUPES DE SOUTIEN

En quoi consistent-t-ils ?
Il existe deux types de groupes de soutien aux femmes atteintes de DPP : les groupes mis sur pied et animés par des femmes qui ne sont pas des professionnelles de la santé mentale mais qui ont eu une DPP et ceux qui sont mis sur pied et animés par des professionnels, habituellement en association avec un hôpital, une clinique de santé, une organisation sans but lucratif ou un bureau de santé publique. Les groupes de soutien se réunissent généralement toutes les semaines. La présence aux rencontres est libre (les femmes assistent à l'ensemble ou certaines des rencontres, au choix) ou obligatoire (les femmes doivent s'engager à assister à un nombre prédéterminé de rencontres, qui abordent habituellement chacune un sujet différent).

Quel rôle peuvent-ils jouer ?
Les groupes de soutien jouent un rôle important en offrant aux femmes atteintes de DPP un milieu rassurant et bienveillant où discuter de leurs sentiments et expériences. Ils donnent aussi aux femmes la possibilité d'établir des réseaux de soutien composés de mères de jeunes enfants. La participation à un groupe de soutien peut être la seule intervention dont a besoin une femme atteinte de DPP légère. Dans le cas d'une femme atteinte de DPP modérée ou grave, ces groupes peuvent offrir un bon complément au traitement médical ou psychologique individuel.

Comment une femme peut-elle avoir accès à un tel groupe de soutien ?
Vous pouvez obtenir des renseignements sur les groupes de soutien sur le site Web de Our Sister's Place http://www.oursistersplace.ca/support.html ou au www.postpartum.org/index2.html (en anglais seulement). Certains bureaux de santé publique et centres de santé communautaire offrent aussi des groupes de soutien aux personnes atteintes de DPP ; vous trouverez leurs coordonnées dans l'annuaire téléphonique. La plupart des groupes de soutien encouragent les mères à s'inscrire de leur proche chef, mais il peut y avoir une liste d'attente. Il n'y a aucuns frais d'inscription à la plupart des groupes affiliés à un hôpital, un bureau de santé publique ou un centre de santé communautaire. Les groupes offerts par d'autres organisations peuvent être payants.

LIGNES TÉLÉPHONIQUES D'ÉCOUTE OU D'URGENCE

En quoi consistent-elles ?
Les lignes téléphoniques d'écoute et d'urgence donnent accès jour et nuit à des intervenants (habituellement bénévoles) qui offrent, sans frais et de façon anonyme, des services de counseling et d'aiguillage aux personnes ayant besoin de services de santé mentale d'urgence. D'autres lignes téléphoniques jour et nuit (p. ex. Télésanté en Ontario et Info-santé au Québec) sont constituées d'infirmières pouvant offrir des services de counseling et d'aiguillage d'urgence.

Quel rôle peuvent-elles jouer ?
Il est sage d'inclure les numéros des lignes téléphoniques d'urgence aux listes de ressources offertes aux femmes atteintes ou soupçonnées d'être atteintes de DPP. Les fournisseurs de services devraient encourager les mères à contacter une ligne téléphonique d'urgence lorsqu'elles sont dépassées par leur situation et n'ont pas accès à leur réseau de soutien médical ou social habituel. Les lignes téléphoniques d'urgence procurent un secours utile, mais ne remplacent pas les services d'aiguillage ou de traitement offerts par un professionnel de la santé mentale.

Comment une femme peut-elle avoir accès à une ligne téléphonique d'urgence ?
Une liste des lignes téléphoniques d'urgence figure à l'Annexe D (page 156).

Résumé

Il est conseillé d'aiguiller vers des services d'évaluation ou de traitement de la DPP toute femme qui, de son propre avis ou de l'avis de sa famille ou de ses fournisseurs de services, pourrait être dépressive. La Figure 6-1 procure des directives plus précises concernant l'aiguillage. *Les fournisseurs de services doivent s'assurer que les clientes aiguillées vers des services d'évaluation d'urgence en raison de pensées suicidaires persistantes ou de symptômes de psychose ont été vues. Ils doivent aussi veiller à ce qu'elles ne soient pas laissées seules, ou seules avec leur bébé, avant d'être évaluées* (voir la section sur l'aiguillage d'urgence à la page 62).

Les femmes atteintes de DPP peuvent être aiguillées vers un psychiatre, un médecin de famille, un médecin généraliste ou tout autre fournisseur ou organisme indiqué aux pages 70 à 76, selon la disponibilité des services dans chaque région et la nature et la gravité des symptômes (voir la Figure 6-1).

7
Répercussions sur la famille

Comment la DPP affecte-t-elle les pères ou autres partenaires ?

Comment les partenaires et autres membres d'une famille peuvent-ils aider les mères souffrant de DPP ?

Les nouveaux pères ou autres partenaires peuvent-ils développer une dépression ?

Quelles répercussions la dépression de la mère peut-elle avoir sur le nouveau-né ?

La grossesse et l'accouchement entraînent généralement des bouleversements émotifs et physiques considérables non seulement chez la nouvelle mère, mais également chez sa famille et le reste de son entourage. Dans les familles traditionnelles, le père est habituellement la personne la plus proche de la mère. De nos jours cependant, la société occidentale compte toutes sortes de modèles familiaux: certaines mères n'ont pas de partenaire, vivent en union avec une partenaire **lesbienne** ou ont un partenaire masculin qui n'est pas le père biologique de leur enfant. Parfois même, des membres de la famille élargie ou des personnes sans lien de sang avec la mère occupent une place importante dans l'unité familiale.

Les changements et facteurs de stress associés à la naissance d'un enfant peuvent miner la santé mentale de la mère, de sa ou son partenaire et d'autres proches parents. Certaines recherches ont également établi un lien entre la **dépression du post-partum** (DPP) et des troubles de développement social et **cognitif** chez le nouveau-né.

Ce chapitre examine les répercussions de la DPP sur le ou la partenaire, le nouveau-né et les autres membres de la famille.

La DPP grave affecte tous les membres de la famille

Une mère atteinte de DPP grave ressent un désespoir et vit un état d'abattement pouvant constituer une épreuve émotive intense pour les personnes qui vivent à ses côtés et sont témoins de la situation. Le ou la partenaire et les autres membres de la famille peuvent se demander s'ils ont contribué à sa maladie. Ils peuvent aussi ressentir de l'insécurité ou de l'impuissance, douter de leur façon de gérer la situation ou s'inquiéter de la sécurité de la mère et du bébé. Certains comparent cela au fait de « marcher sur des œufs » ou de « ne jamais être certain de ce qui se passera ».

Il peut être très éprouvant de composer avec une personne dépressive; cela exige que l'on puise des forces au plus profond de soi. Le ou la partenaire et les autres membres de la famille peuvent se sentir continuellement préoccupés par la situation, en plus de voir leur patience graduellement faire place à l'exaspération. Il n'est pas facile pour eux de vaquer à leurs propres occupations tout en offrant soutien et réconfort à la mère atteinte de DPP.

Les partenaires et les membres de la famille ont besoin d'information sur la DPP

De nombreux partenaires de femmes enceintes ne connaissent pas la DPP et ont donc besoin d'information sur cette maladie, sa prévalence, ses symptômes et la nécessité d'un traitement. Ils doivent aussi savoir comment aider à détecter une DPP, le cas échéant. La vigilance du ou de la partenaire et des autres membres de la famille peut faire toute la différence sur l'obtention d'un traitement approprié en temps opportun.

Comme le font souvent les mères elles-mêmes, le ou la partenaire et l'entourage peuvent croire au mythe de la mère heureuse et épanouie. Cela peut amener certaines personnes à se préoccuper des variations tout à fait normales dans l'état d'esprit de la mère ou, à l'inverse, à prendre des symptômes réels de dépression pour un simple cafard temporaire et à décourager la mère d'obtenir l'aide dont elle a besoin. Les partenaires ont souvent des attentes irréalistes par rapport à la maternité et, par conséquent, contribuent sans le vouloir à la détresse du post-partum en critiquant l'apparence de leur conjointe et l'état de la maison. Si les conflits matrimoniaux ou problèmes de couple durant la grossesse et la période périnatale sont des facteurs de risque de DPP (voir le chap. 2), l'inverse est aussi vrai : la venue d'un enfant peut créer des tensions au sein du couple parce qu'elle force les deux conjoints à modifier leurs habitudes de vie en assumant de nouvelles responsabilités et en adoptant de nouveaux rôles.

Les partenaires et proches parents peuvent obtenir de l'information sur la DPP de leur propre chef ou par l'entremise des fournisseurs de services de la mère. De nombreuses ressources à l'intention des partenaires sont également offertes sur

Internet (voir, par exemple, www.post-partum.net/fathers.html – en anglais seulement). Une fois renseigné sur la DPP, le ou la partenaire (ou un proche parent) peut surveiller les signes de dépression comme l'anxiété, l'abattement et la perte d'intérêt envers des activités autrefois plaisantes (voir le chap. 1). La mère peut donc immédiatement se faire traiter si ce genre de symptômes se manifeste.

Le ou la partenaire et les autres membres de la famille peuvent procurer des renseignements précieux aux professionnels de la santé en leur révélant la présence d'une DPP, surtout quand la mère est elle-même peu disposée à laisser paraître l'étendue de sa détresse. Ces personnes sont bien placées pour observer l'état de la mère et lui faire prendre conscience du besoin d'obtenir un soutien professionnel.

Les partenaires offrent un soutien précieux

Des recherches laissent entendre que le soutien du ou de la partenaire peut aider à prévenir la DPP (Eberhard-Gran et coll., 2002). Durant la grossesse et après la naissance, il peut réduire les risques de DPP, limiter la gravité de la maladie et accélérer le rétablissement de la mère. Selon certaines recherches, plus le ou la partenaire participe au traitement de la mère, plus rapide sera probablement le rétablissement (Misri et coll., 2000). Bien qu'aucune recherche n'ait porté spécifiquement sur le soutien offert par les autres membres de la famille, il a probablement des bienfaits considérables (Eberhard-Gran et coll., 2002).

Lorsqu'ils comprennent pourquoi la mère et son fournisseur de services ont choisi un traitement précis et qu'ils y participent, le ou la partenaire et les membres de la famille sont davantage en mesure d'appuyer le processus de rétablissement. Il importe aussi qu'ils soient à l'écoute de la mère sans la juger, car beaucoup de femmes dépressives ont l'impression de n'avoir personne à qui parler de ce qui leur arrive. Le ou la partenaire et les membres de la famille peuvent indiquer à la mère qu'ils lui offriront leur soutien, qu'ils l'aiment et qu'elle n'est pas seule. Rien ne vaut un entourage ouvert d'esprit et compatissant qui rassure la mère qu'elle fait de son mieux et qu'elle s'en sortira.

Lorsque le ou la partenaire et les membres de la famille participent le plus possible aux soins des enfants et à l'entretien de la maison, la mère a également la chance de se reposer. Ils peuvent aussi se rendre utiles en sollicitant de l'aide (p. ex. de parents, amis et programmes communautaires de relève) pour s'occuper du nouveau-né et des autres enfants, entretenir la maison, faire les courses et préparer les repas. Avec l'aide des membres de la famille et des amis, il peut également être bénéfique pour la mère et son ou sa partenaire de passer du temps ensemble sans le bébé.

SUGGESTIONS AUX PARTENAIRES ET AUTRES MEMBRES DE LA FAMILLE QUI VEULENT AIDER LES MÈRES ATTEINTES DE DPP

En tant que partenaire ou autre membre de la famille, vous pouvez aider la mère aux prises avec une DPP des façons suivantes :

- l'aider à collaborer avec son médecin ou d'autres fournisseurs de services de santé afin de prendre des décisions éclairées sur le plan de traitement le mieux adapté à ses besoins ;
- vous informer sur ce qui lui convient le mieux et sur le type de soutien qu'elle préfère ; demander qu'on vous procure un « scénario » ou une liste qui délimite le meilleur soutien possible à lui offrir ;
- l'aider à exécuter certaines tâches sans qu'elle ait à vous le demander (elle appréciera toujours que quelqu'un fasse la vaisselle ou la lessive, ou prépare les repas) ;
- lui assurer que vous traverserez cette épreuve ensemble, qu'elle n'est pas seule, que vous savez qu'elle fait de son mieux et que vous l'aimez ;
- l'encourager à parler ouvertement de ses sentiments ; montrez-lui que vous comprenez ou que vous faites de votre mieux pour comprendre ;
- lui dire qu'elle n'est pas à blâmer pour sa dépression... qu'elle n'a aucun contrôle sur ce genre de chose.

En tant que partenaire ou autre membre de la famille, il est conseillé de ne pas :

- passer des commentaires sur le ménage, la lessive ou d'autres tâches qui n'ont pas été faites (cela ne fera qu'exacerber son sentiment de culpabilité ou sa piètre estime de soi) ;
- éviter de passer du temps avec elle, même s'il est difficile ou gênant d'être en sa compagnie (elle se sent probablement très seule et appréciera votre présence) ;
- critiquer sa façon de tenir maison ou de prendre soin du bébé (elle craint peut-être déjà d'être une mère incompétente ou indigne) ;
- la comparer à d'autres membres de la famille ou amis (tout le monde vit à sa façon l'arrivée d'un nouvel enfant) ;
- dire :
  - « pense à ce qu'il y a de bon dans ta vie » (elle le sait!) ;
  - « ressaisis-toi » (elle le ferait si elle le pouvait ; personne n'aime être en dépression) ;
- [en tant que partenaire] critiquer son apparence ; essayez plutôt de la rassurer et de lui donner des marques d'affection physiques sans la pousser à avoir des relations sexuelles (elle se sent probablement peu attirante).

Réaction des pères ou autres partenaires à l'arrivée d'un enfant et à la DPP

Tous les nouveaux parents sont susceptibles de se faire beaucoup de souci avant et après la naissance d'un enfant (Gage & Kirk, 2002). Les pères ou autres partenaires peuvent éprouver un sentiment de responsabilité accrue, se demander si l'arrivée du bébé mettra leur vie sens dessus dessous, et se préoccuper de ses répercussions sur leur vie sexuelle avec la mère. Ils peuvent craindre de ne pouvoir soutenir financièrement le nouveau membre de la famille, de ne pas en prendre soin adéquatement, de n'avoir plus de temps libres ou de manquer de sommeil. Certains ont aussi des sentiments ambivalents par rapport à l'allaitement.

Même lorsque les pères ou autres partenaires comptent pleinement assumer une juste part des responsabilités parentales, ils peuvent trouver difficile de le faire, surtout quand la mère allaite. Habituellement, ils finissent par s'occuper beaucoup moins de l'enfant et des tâches ménagères qu'elle. Par conséquent, les mères ont souvent l'impression que leur partenaire « ne fait pas sa part », ou qu'il ou elle sous-estime leur travail. Il est souvent difficile pour les deux membres du couple de reconnaître et d'exprimer leurs besoins, ce qui ajoute un stress à la relation.

Les partenaires peuvent éprouver de la confusion par rapport à leur rôle, se sentir délaissés, rejetés et exclus de la relation de proximité mère-enfant. Ils peuvent avoir l'impression que la mère les tient à l'écart de la vie du bébé, et que les professionnels de la santé ne les incluent pas activement aux décisions sur la naissance de l'enfant et les soins qui lui sont prodigués.

Les partenaires de mères atteintes de DPP craignent souvent que la relation « ne soit plus jamais ce qu'elle était ». Bouleversés par la dépression de la mère, bon nombre d'entre eux se sentent inutiles parce qu'ils ne peuvent soulager sa souffrance. Ne sachant pas qu'il n'y a pas de solution miracle à la DPP, certains disent se sentir impuissants et frustrés de ne pas pouvoir « régler » le problème. Les fournisseurs de services peuvent aider les partenaires à comprendre qu'ils :

- ne devraient pas se sentir visés par la maladie de la mère ;
- ne sont pas à blâmer pour la dépression de la mère ;
- n'ont pas causé la DPP de la mère ;
- ne peuvent pas guérir ni faire disparaître la DPP, qui exige un traitement professionnel ;
- peuvent aider en écoutant, en offrant du soutien et en sollicitant l'aide d'autres personnes ;
- ont également besoin de répit.

Les fournisseurs de services peuvent offrir un encadrement et rappeler au ou à la partenaire sa contribution précieuse au bien-être de la mère et du bébé. Certains centres offrent des groupes de soutien pour les partenaires de femmes atteintes de DPP, afin qu'ils puissent discuter de leurs préoccupations avec d'autres personnes dans la même situation. Les soignants peuvent renseigner les pères et autres partenaires sur l'importance de leur soutien pour le rétablissement de la mère. Les fournisseurs de services doivent respecter le caractère confidentiel des informations de la mère au moment de discuter de sa situation avec les membres de sa famille, et obtenir la permission de celle-ci avant de donner une quelconque précision sur son état. Cependant, même sans partager d'information confidentielle, les fournisseurs de services peuvent encourager les pères et autres partenaires à soutenir les mères atteintes de DPP grave, et soutenir leurs efforts en ce sens puisqu'il peut s'agir d'une tâche épuisante.

Détresse du post-partum chez les pères et autres partenaires

Les chercheurs et fournisseurs de services de santé ont débattu de la pertinence d'appliquer le terme DPP à un parent qui n'a pas accouché. Selon les personnes qui croient que les changements hormonaux qui accompagnent la période du post-partum sont à l'origine de la DPP, on ne peut dire qu'une personne qui n'a pas porté d'enfant a développé une DPP. D'autres, cependant, font remarquer que les pères ou coparents ressentent bon nombre des mêmes stress que la mère qui vient d'accoucher (p. ex. nouvelle définition des rôles, manque de sommeil), ce qui pourrait les rendre également vulnérables à la dépression. Pour résoudre cette question, certains chercheurs se sont penchés sur l'état mental des pères durant la période du post-partum. Nous vous proposons ci-après un examen de leurs recherches.

Une récente analyse documentaire (Goodman, 2004) a permis d'identifier 20 études sur la dépression chez les pères durant la première année suivant la naissance. Selon leur façon de mesurer la dépression, ces études ont recensé environ 12 à 13 p. 100 de pères déprimés parmi leurs échantillons. Au moment d'évaluer les partenaires de femmes ayant un diagnostic de DPP, les chercheurs ont trouvé que jusqu'à un quart d'entre eux avaient des symptômes de dépression ou d'autres troubles psychiques (Zelkowitz et Milet, 2001).

Selon beaucoup d'études, la présence de DPP chez la mère serait le plus grand prédicteur de dépression chez les pères de nouveau-nés (Matthey et coll., 2000; Areias et coll., 1996). D'autres prédicteurs de dépression paternelle incluent des antécédents de dépression, la qualité de la relation de couple et le statut socio-économique (examinés dans Goodman, 2004).

Certaines recherches ont laissé entendre que la dépression peut évoluer différemment chez les pères de nouveau-nés que chez les mères ; au moins une étude suggère que son apparition se fait habituellement plus tard et que sa prévalence augmente durant la première année du post-partum. La dépression chez les pères peut durer longtemps. Par exemple, 50 à 60 p. 100 des pères qui sont déprimés six à huit semaines après la naissance de l'enfant le sont encore six mois après la naissance (Matthey et coll., 2000).

Les chercheurs n'ont pas encore conçu d'outil de dépistage qui évalue spécifiquement la dépression chez les hommes à la suite d'un accouchement, et ont basé la plupart de leurs études sur l'**Inventaire de dépression postnatale d'Édimbourg** (EDPS). Or, certaines données indiquent que les hommes réagissaient différemment à cet outil que les femmes (Matthey et coll., 2001). Lors d'une étude menée sur 208 pères et 230 mères, les sujets masculins ont avalisé moins souvent que les mères sept des 10 énoncés formulés. L'énoncé 10, qui porte sur les pleurs, a connu la différence la plus marquée selon que le sujet était une femme ou un homme (les pères étant bien moins susceptibles de déclarer avoir pleuré).

Ces divergences sur le plan des symptômes signalés par les pères et les mères en période du post-partum sont similaires aux divergences sur le plan des symptômes de dépression déclarés en général par les hommes et les femmes. Ils sont probablement le résultat de différences hommes-femmes sur le plan des modes socialement acceptés d'expression de la détresse. Si la dépression et les larmes sont courantes chez les femmes, les hommes ont peut-être davantage tendance à exprimer leur détresse sous forme d'anxiété, de surconsommation d'alcool ou de drogues et d'agressivité.

Les chercheurs n'ont pas encore déterminé pourquoi tant de partenaires de femmes atteintes de DPP développent une dépression. Il se peut que les deux membres du couple sombrent dans la dépression en raison de variables familiales (p. ex. enfant malade ou difficile, insatisfaction par rapport à la relation amoureuse) ou non familiales (p. ex. statut socio-économique) les affectant tous les deux. Il se peut aussi que les personnes vulnérables à la dépression aient tendance à s'unir. Cependant, il est aussi possible que les pères qui ont une conjointe atteinte de DPP développent une dépression ou de l'anxiété en réaction aux soucis et au stress associés au fait de devoir assumer la responsabilité des soins prodigués à la mère et à l'enfant.

Répercussions possibles de la DPP sur le nouveau-né

Il n'est pas surprenant que les femmes atteintes de DPP se préoccupent des effets possibles de la dépression sur leur bébé, déjà que beaucoup d'entre elles craignent d'être de mauvaises mères.

Les études laissent entendre qu'une DPP prolongée ou chronique non traitée pourrait nuire à l'attachement mère-enfant et freiner le développement cognitif et comportemental de l'enfant (particulièrement ses aptitudes langagières et son QI), et ce, davantage chez les garçons que chez les filles (Sharper et coll., 1995; Murray et coll., 1996; Murray et Cooper, 1997).

Cependant, si le développement de l'enfant semble être affecté par l'exposition à une dépression maternelle chronique et de longue durée, ou grave et récurrente, il ne semble pas l'être par l'exposition à un épisode unique de DPP (Murray et Cooper, 1997). De plus, en raison de problèmes méthodologiques, il est difficile de confirmer que les différences observées chez les enfants de mères atteintes de DPP sont réellement le résultat de la dépression de la mère plutôt que d'autres variables (p. ex. risque génétique de dépression, autres problèmes psychiques chez la mère et l'enfant ou facteurs de stress comme la pauvreté, un logement instable ou insalubre, des conflits matrimoniaux, de la violence ou des mauvais traitements au sein de la famille).

Les répercussions de la DPP d'une mère sur son nouveau-né dépendront de nombreux facteurs : durée de la maladie, tempérament de l'enfant, niveau de participation d'autres personnes, comme le père (ou le ou la partenaire de la mère et ses parents), aux soins prodigués à l'enfant. L'établissement d'un attachement profond entre le ou la partenaire et le nourrisson peut favoriser le développement optimal du bébé.

Les fournisseurs de services qui travaillent auprès de mères dépressives doivent se rappeler que les discussions faisant référence à des issues négatives possibles pour l'enfant ou l'attribution d'une trop grande importance à l'attachement ne fera qu'exacerber le sentiment de découragement, de culpabilité et d'incompétence de la mère. Il est important d'éduquer les mères sur le fait que la DPP, en soi, ne « cause » probablement pas de problèmes chez les enfants. Par contre, elle peut (mais ce n'est pas toujours le cas) miner la capacité de la mère à interagir avec son nouveau-né de façon saine et cohérente. Les massages pour bébés et programmes spécialisés à l'intention des mères atteintes de DPP et de leurs bébés peuvent aider ces femmes à interagir avec leur bébé de façon plus confiante.

Répercussions de la DPP sur les autres membres de la famille

Aucune étude n'a porté spécifiquement sur les répercussions de la DPP sur les autres membres de la famille, comme les autres enfants, les parents de la mère ou la famille élargie. Des recherches indiquent toutefois que la dépression peut en général avoir des effets considérables et variés sur les soignants et les membres de la famille.

Les modifications de l'humeur et du comportement de la mère atteinte de DPP peuvent affecter ses enfants plus âgés. Selon certaines études menées sur des bambins, des enfants d'âge scolaire et des adolescents, les enfants de mères dépressives ont davantage de difficultés, y compris des troubles psychiques et du comportement, que les enfants dont la mère n'est pas dépressive (Cicchetti et coll., 1998; Hammen et Brennan, 2003). Les effets de la DPP sur les nouveau-nés dépendent probablement de nombreuses variables, notamment le risque génétique de dépression et d'autres psychopathologies, les caractéristiques de l'enfant comme son tempérament et la qualité de l'environnement social (Goodman et Gotlib, 1999).

Les chercheurs qui ont étudié les effets de la dépression maternelle sur les enfants soulignent qu'il faut reconnaître que de nombreux enfants de mères dépressives semblent faire preuve de résilience (Brennan et coll., 2003). La participation du père ou d'une autre personne contribue peut-être à cette résilience (Goodman et Gotlib, 1999).

Toutes les personnes qui prennent soin d'une mère atteinte de DPP, y compris les grands-parents et les autres membres de la famille, doivent surveiller l'impact de leurs responsabilités sur leur propre santé mentale. Les exigences associées au fait de prendre soin de la mère, et peut-être également de son bébé, causent par moment du stress et une fatigue extrême. Les fournisseurs de services devraient encourager tous les soignants à prendre congé de temps à autre, à maintenir dans la mesure du possible les activités qui leur plaisent et, au besoin, à obtenir du soutien pour composer avec leurs propres frustrations et soucis. De nombreuses localités offrent des groupes de soutien aux soignants de personnes atteintes de dépression (voir l'Annexe D à la fin de ce guide).

Résumé

Tout comme les dépressions qui surviennent à un autre moment de la vie, la DPP peut nuire considérablement aux relations. Le fait d'éduquer le ou la partenaire et d'encourager sa participation au traitement peut accélérer le rétablissement et renforcer la relation de couple.

Le ou la partenaire et les autres membres de la famille peuvent aider la mère atteinte de DPP en assumant la plus grande part possible des tâches ménagères et soins de l'enfant, en prêtant une oreille chaleureuse et en rappelant à la mère qu'ils l'aiment et qu'elle se rétablira.

Les premières semaines et mois suivant la naissance sont des moments stressants pour tous les parents, particulièrement quand la mère est atteinte de DPP. Le ou la partenaire doit également surveiller sa propre santé mentale et devrait consulter un fournisseur de services de santé s'il ou elle commence à manifester des symptômes de dépression ou d'anxiété.

S'il est *possible* que la DPP de la mère nuise au développement cognitif, social et comportemental de l'enfant, cela ne se produit que lorsqu'il y a dépression chronique et non un seul épisode de DPP limité dans le temps.

8
Difficultés auxquelles se heurtent certaines clientèles atteintes de dépression du post-partum

Quelles clientèles peuvent avoir des besoins spécifiques en santé mentale durant la période du post-partum ?

Quelles stratégies les fournisseurs de services peuvent-ils employer pour s'assurer de satisfaire les besoins de toutes les femmes qui nécessitent des services liés à la DPP ?

La plupart des recherches sur l'identification, la prévention et le traitement de la **dépression du post-partum** (DPP) ont porté principalement sur des échantillons de femmes hétérosexuelles de race blanche vivant en union stable dans les régions urbaines des nations occidentales. Or, ces clientèles ne forment qu'une petite proportion des femmes qui donnent naissance à des enfants dans de nombreux contextes de soins.

Le présent chapitre fournit un résumé de la recherche sur ces clientèles et offre certaines suggestions en vue d'intervenir, en milieu clinique, auprès des femmes auxquelles les programmes classiques d'évaluation et de traitement de la DPP peuvent ne pas convenir.

Ces clientèles comprennent :

- les femmes d'origines ethnoculturelles variées, en particulier les femmes **immigrantes** et **réfugiées** ;
- les femmes des collectivités rurales et éloignées ;
- les femmes qui consomment de l'alcool ou d'autres drogues ;
- les femmes ayant subi des mauvais traitements physiques ou sexuels ;
- les femmes **autochtones** ;
- les mères adolescentes et monoparentales ;
- les mères **lesbiennes** ;
- les mères adoptives ;
- les mères ayant une maladie mentale chronique ou d'autres déficiences.

À moins d'indication à cet effet, la mention de ces clientèles particulières dans le présent chapitre ne suppose pas qu'elles courent un risque plus ou moins grand de DPP que les autres femmes. Notre intention est plutôt de souligner aux fournisseurs de services le fait qu'elles pourraient avoir des besoins particuliers sur le plan de leurs évaluation et aiguillage.

Femmes d'origines ethnoculturelles variées

Des femmes de diverses origines ethniques habitent au Canada. Or, les croyances et traditions associées à l'accouchement et à la maladie mentale varient grandement d'une culture à l'autre. Pour ces raisons, les fournisseurs de services qui travaillent auprès de femmes dépressives d'autres cultures doivent tenir compte de facteurs particuliers.

Des recherches récentes révèlent que les taux de troubles post-partum de l'humeur sont environ les mêmes chez les femmes issues des cultures non occidentales que chez les femmes occidentales (O'Hara, 1994). Certaines études, cependant, font état de taux de DPP plus élevés chez les clientèles immigrantes que chez les clientèles indigènes (voir ci-après). Selon les données dont on dispose jusqu'à présent, les facteurs de risque de DPP varient peu d'un groupe ethnoculturel à l'autre, et la dépression prénatale et le manque de soutien social y figurent souvent au premier rang. C'est le cas, par exemple, parmi les femmes libanaises de Beyrouth (Chaaya et coll., 2002), les femmes américaines d'origine mexicaine (Martinez-Schallmoser et coll., 2003) et les femmes indiennes de Goa (Patel et coll., 2002).

Les chercheurs ont également décelé des facteurs de risque de DPP propres à la culture. Ils ont établi un lien, notamment, entre le sexe du nouveau-né et un risque accru de DPP chez les femmes vivant en Inde et à Hong Kong (Rodrigues et coll., 2003 ; Patel et coll., 2002), risque qu'ils attribuent surtout au désir des mères d'avoir un garçon. Selon une étude indienne, les femmes ayant exprimé leur préférence pour la naissance d'un fils courent un risque accru d'autres issues défavorables, y compris de la violence conjugale due probablement à une pression exercée par leur conjoint ou belle-famille (Patel et coll., 2002).

Les autres variables familiales propres à la culture pouvant constituer des facteurs de risque incluent, selon des recherches menées en Inde, le manque de soutien critique de la part du père de l'enfant (Rodrigues et coll., 2003) et, selon des recherches menées en Turquie, des relations tendues avec la belle-famille (Danaci et coll., 2002). Certains pourraient dire, cependant, que ces variables sont des facteurs de risque de DPP tout aussi pertinents et aggravants dans les cultures occidentales vu le lien important établi entre le manque de soutien social ou de soutien du ou de la partenaire, et la DPP. Les chercheurs doivent poursuivre leurs travaux afin de mieux comprendre les facteurs qui font accroître le risque de DPP au sein des diverses clientèles ethnoculturelles.

Maternité au sein des clientèles immigrantes et réfugiées

Un *immigrant* ou une *immigrante* est une personne qui quitte sa terre natale pour s'installer dans un autre pays. Les nouvelles mères qui viennent d'immigrer vivent des situations de stress psychosocial dont doivent tenir compte les fournisseurs de services au moment d'évaluer et de traiter la DPP. Une étude de prévision multifactorielle a révélé que les nouvelles mères récemment arrivées au Canada couraient cinq fois plus de risques que celles nées au pays de manifester des symptômes dépressifs durant la période initiale du post-partum (Dennis et coll., 2004).

Pour s'intégrer à leur pays d'accueil, les femmes immigrantes doivent relever de nombreux défis, y compris apprendre une nouvelle langue, s'adapter à des coutumes étrangères et à des façons nouvelles d'interagir socialement, et accepter de respecter des règles et lois nouvelles. Les femmes immigrantes qui donnent naissance dans leur nouveau pays d'accueil peuvent aussi se heurter à un choc culturel entre le « mythe de la maternité » occidental (voulant que la mère s'occupe essentiellement seule d'elle-même et de son bébé de façon compétente) et la conception de la maternité dans la culture d'origine, qui prévoit souvent une assistance plus grande de la part de la famille ou de la société (Barclay et Kent, 1998).

Un *réfugié* ou une *réfugiée* est une personne qui a quitté sa terre natale par crainte de persécutions fondées sur la race, la religion, l'opinion politique ou une autre caractéristique identitaire. Bien que les femmes réfugiées et les femmes immigrantes non réfugiées aient en commun bon nombre de défis (p. ex. isolement de la famille, obstacles linguistiques), les femmes réfugiées ont aussi des difficultés particulières pouvant se répercuter sur leur santé mentale durant la période du post-partum. Plus précisément, certaines femmes réfugiées peuvent avoir subi de la torture, des viols ou d'autres mauvais traitements sexuels ou sexospécifiques. Leur arrivée en terre d'accueil n'est souvent ni planifiée ni intentionnelle, et signifie souvent l'abandon de personnes chères. La plupart des personnes réfugiées n'ont pas la possibilité de retourner dans leur pays d'origine (Gagnon et coll., 2004). Ces difficultés additionnelles peuvent contribuer à la détresse ressentie durant la période du post-partum.

Manifestation des symptômes de dépression au sein de diverses clientèles ethnoculturelles

La façon dont se manifestent les symptômes de dépression (profil de la maladie) peut varier en fonction de la culture. Une croyance largement répandue veut que certains groupes manifesteraient davantage de symptômes physiques, ou somatiques, de la dépression que des symptômes émotionnels ou affectifs. La **somatisation** serait une façon courante d'exprimer la dépression dans les cultures asiatiques et africaines, tandis que l'expression de la tristesse, accompagnée de culpabilité, est plus caractéristique de la dépression dans les cultures occidentales. Ces différences pourraient nuire au dépistage et au diagnostic de la dépression parmi les clientèles non occidentales à l'aide d'outils diagnostiques occidentaux.

Des recherches internationales récentes n'ont cependant pas décelé de différences géographiques constantes sur le plan de la somatisation de la dépression. Au contraire, les chercheurs ont conclu que des variables autres que l'ethnicité et la culture, y compris la présence d'une relation stable avec un fournisseur de services, sont de meilleurs prédicteurs des symptômes de dépression signalés (Simon et coll., 1999). Une étude sur la DPP menée récemment auprès de femmes vietnamiennes, turques et philippines vivant en Australie n'a fait état d'aucune différence constante entre les taux de somatisation de ces clientèles immigrantes et ceux des femmes d'origine australienne (Small et coll., 2003). Les fournisseurs de services ne devraient donc pas s'attendre à observer un type particulier de symptômes lorsqu'ils interviennent auprès de clientèles ethnoculturelles spécifiques.

L'**Inventaire de dépression postnatale d'Édimbourg** (EPDS) et le **questionnaire de dépistage de la dépression du post-partum** (PPSS) sont des outils de dépistage qui, bien que traduits dans plusieurs langues, peuvent donner des résultats différents et parfois peu fiables lorsqu'on administre une version autre que la version originale anglaise. Cela est dû au fait que certains mots ou phrases utilisés dans ces outils ne peuvent pas être traduits de façon littérale dans certaines langues (p. ex. dans la version anglaise de l'EPDS, « Things have been getting on top of me »). Compte tenu des légères variations possibles au sens des questions traduites et des différences potentielles dans l'expression des symptômes dépressifs d'une culture à l'autre, les scores-seuils appropriés pourraient varier selon les clientèles (voir Cox et Holden, 2003). Enfin, certains chercheurs et cliniciens du domaine de la psychiatrie interculturelle s'interrogent sur le sens même du concept de DPP, voire de dépression, chez certains groupes ethnoculturels. Les intervenants qui utilisent les outils de dépistage pour évaluer des clientèles autres que les femmes anglophones de race blanche – pour qui la plupart de ces outils ont été créés – doivent donc interpréter les résultats obtenus selon le contexte culturel, en se fiant également sur d'autres méthodes d'évaluation, y compris le jugement clinique (voir le chap. 3).

Effets protecteurs des rituels associés à la naissance de certains groupes culturels

Dans de nombreuses cultures, la naissance s'accompagne d'un ensemble de rituels ou de traditions ayant pour objectif de protéger la santé de la mère et du bébé. Très souvent, ces traditions prévoient une période de repos et de retrait pour la mère durant les semaines ou les mois suivant l'accouchement, pendant que d'autres femmes de la famille et des voisines prennent soin d'elle et du bébé. Par exemple, la coutume chinoise veut que la nouvelle mère prenne une période de repos, de retrait et de restrictions alimentaires d'un mois, pendant qu'une autre femme de la famille (habituellement sa belle-mère) s'occupe d'elle et de sa famille (Steinberg, 1996).

Certains chercheurs ont émis l'hypothèse que de telles traditions, qui évitent à la mère la charge émotive et physique que représentent les soins du bébé durant la période initiale du post-partum, pourraient aider à prévenir la DPP. En donnant un sens et une structure à la période périnatale, ces traditions pourraient aussi faciliter la transition au rôle de parent. Cependant, la période de retrait imposée pourrait aussi entraîner, chez certaines femmes, un sentiment d'isolement et de manque de contrôle sur leur vie et celle de leur bébé; les chercheurs doivent examiner davantage cette possibilité. Les fournisseurs de soins doivent considérer ces pratiques comme des déterminants éventuels de la santé mentale post-partum, sous ces deux angles (Stern et Kruckman, 1983).

Ces rituels et traditions pourraient aussi avoir des répercussions sur le dépistage et le traitement de la DPP. Lee et ses collègues se sont basés sur leurs recherches auprès de femmes chinoises pour émettre l'hypothèse que le mois de retrait imposé à la mère pourrait ne faire que reporter l'apparition de symptômes de dépression au moment où elle reprendra ses responsabilités maternelles, soit après les premières six semaines du post-partum (Lee et coll., 1998).

Des chercheurs ont examiné, à des degrés divers, les rituels post-partum de clientèles indigènes arabes (Hundt et coll., 2000; Nahas et Amasheh, 1999), chinoises (Holroyd et coll., 1997; Lee et coll., 1998), japonaises (Yoshida et coll., 2001), malaisiennes (Kit et coll., 1997), taiwanaises (Huang et Mathers, 2001) et thaïlandaises (Kaewsarn et coll., 2003). Ces rituels durent souvent de 30 à 40 jours et comprennent un soutien organisé, des pratiques alimentaires rigoureuses, des mesures d'hygiène (pour préserver la santé de la mère et du bébé) et des restrictions associées à l'activité physique (Hundt et coll., 2000; Matthey et coll., 2002).

Une étude menée auprès de femmes juives vivant à Jérusalem a permis d'observer une tendance de DPP à la baisse chez les femmes des souches plus traditionnelles, croyantes et orthodoxes de cette société. Selon les auteurs de l'étude, les symptômes de DPP pourraient se développer moins fréquemment, ou être plus faciles à gérer, chez les femmes croyantes en raison de la structure sociale plus cohésive et du réseau de soutien communautaire considérable dont elles bénéficient, ainsi que de l'importance qu'elles accordent aux rituels (Dankner et coll., 2000).

Chez les populations immigrantes, cependant, les traditions associées à la naissance peuvent également être source de stress. Cela est particulièrement vrai si la femme ne dispose pas de ressources ou d'un soutien adéquats pour souscrire ou participer à des pratiques qu'elle juge importante pour sa santé et celle de son bébé. Les femmes qui, par choix ou obligation, n'observent pas leurs traditions culturelles peuvent attribuer des symptômes futurs de dépression à leur manque de respect de ces traditions ou se heurter à la désapprobation d'autres membres de leur communauté culturelle.

Accès et recours aux services de santé chez les clientèles immigrantes

Des recherches effectuées au Canada ont démontré que les immigrants sont moins susceptibles que les Canadiens et Canadiennes de souche d'avoir recours à des services de santé mentale spécialisés (Hyman, 2001). Souvent, les immigrants font plutôt appel à des soignants naturels ou d'autres sources de soutien comme le clergé, des guérisseurs traditionnels, des membres de la famille ou des amis (Gallo et coll., 2005; Peifer et coll., 2000). Cela peut provenir du fait que le système de santé canadien n'accorde souvent pas de place aux croyances des clientèles non occidentales relativement à la signification et au traitement de la maladie mentale. Les immigrants peuvent juger ou croire que les fournisseurs de services de santé canadiens ne comprennent par leur culture et ne sont donc pas en mesure de les aider.

Certaines personnes et communautés adopteront de nouvelles croyances ou pratiques plus rapidement que d'autres, selon leur degré d'acculturation. Sur le continuum de compréhension des symptômes de maladie mentale, elles se situeront probablement en quelque part entre la perspective de la maladie mentale de leur culture d'origine et celle de leur culture d'adoption. Les immigrants, réfugiés et autres membres de groupes minoritaires qui tentent d'obtenir des soins de santé mentale pourraient se heurter à d'importants obstacles, dont des barrières linguistiques, au manque d'information sur les services offerts ou de sensibilité à leur culture, ou encore des difficultés d'ordre financier. Ces obstacles rendent certaines femmes très réticentes à divulguer leurs symptômes de dépression.

STRATÉGIES D'INTERVENTION AUPRÈS DES FEMMES IMMIGRANTES ET RÉFUGIÉES

- Obtenez une formation sur les questions de culture et de diversité ou de communication interculturelle, ou les deux, afin d'améliorer votre capacité d'offrir des services adaptés aux femmes en période de post-partum. Ces cours vous aideront à communiquer avec les femmes immigrantes et réfugiées afin de

déterminer la meilleure façon de répondre à leurs besoins compte tenu de leur patrimoine culturel.
- Aidez les nouvelles immigrantes à établir des liens avec d'autres membres de leur culture d'origine habitant dans le pays d'adoption. Beaucoup de communautés immigrantes bien établies offrent des programmes axés spécifiquement sur les familles immigrantes avec enfants.
- Nouez des liens avec diverses communautés en établissant des partenariats avec des organismes communautaires. Vos partenaires issus de ces communautés pourront vous aider à déterminer quels types de programmes sont requis (sur le plan des services aux mères et de l'éducation publique) et comment distribuer la documentation le plus efficacement possible.
- Diffusez des renseignements sur le système de santé canadien, surtout en ce qui a trait aux services aux mères et aux nouveau-nés (p. ex. pratiques entourant le travail et l'accouchement, vaccins). Vous pouvez offrir cette information sous forme écrite ou par l'entremise d'un traducteur dans la langue que la femme comprend le mieux.
- Diffusez l'information sur la DPP et les services de soutien offerts dans le plus de langues possibles. Préparez des campagnes d'éducation en collaboration avec des organismes communautaires et tirez avantage des médias locaux des différentes communautés culturelles. Si votre programme ne dispose pas de telles ressources, ou n'est pas en mesure d'en créer, d'autres programmes pourraient être prêts à mettre les leurs à votre disposition.

DPP chez les femmes habitant en milieu rural ou éloigné

Les femmes qui habitent en milieu rural ou éloigné ont habituellement un accès limité à des soins de santé ou services sociaux à proximité de la maison. Par conséquent, elles obtiennent parfois tardivement un traitement approprié de la DPP, ce qui signifie que leurs symptômes sont plus prononcés au moment de recevoir des soins professionnels (Lane et coll., 2001).

Les professionnels de la santé en savent très peu sur la prévalence, les facteurs de risque ou le traitement de la DPP en milieu rural au Canada puisque toutes les recherches menées sur le sujet proviennent de l'Australie et de la Nouvelle-Zélande. Les taux relevés en milieu rural se contredisent; ils sont parfois plus élevés (Griepsma et coll., 1994 ; Johnstone et coll., 2001), moins élevés (Astbury et coll. 1994) ou équivalents à ceux des femmes vivant en milieu urbain (Romans-Clarkson et coll., 1990).

Les fournisseurs de services croient souvent que les femmes vivant en milieu rural sont plus isolées sur le plan social que celles qui habitent en milieu urbain. Or, malgré leur isolement géographique, les membres des collectivités rurales sont parfois plus susceptibles que les habitants des villes de vivre à proximité de leur famille immédiate et de compter sur l'aide et le soutien de leurs famille et amis (Amato, 1993). Les femmes vivant en milieu éloigné, en revanche, sont moins susceptibles d'habiter à proximité d'amis ou de membres de leur famille capables de leur procurer du soutien. Lorsque l'isolement social crée des difficultés, le soutien téléphonique d'une bénévole dûment formée (Dennis, 2003a) ou les forums électroniques (p. ex. www.ppdsupportpage.com, en anglais) pourraient se substituer aux réseaux sociaux face à face chez les femmes qui ont accès au téléphone ou à Internet. Comme les forums électroniques n'ont pas tous de modérateur, les fournisseurs de services devraient vérifier au préalable la qualité de ceux qu'ils comptent recommander.

La seule étude menée sur le traitement de la DPP en milieu rural a permis de constater l'efficacité, parmi un petit échantillon de femmes, d'un programme de thérapie de groupe de 10 semaines comportant un important volet cognitivo-comportemental (Lane et coll., 2001). Selon les auteurs de l'étude, l'aiguillage et le traitement appropriés des femmes atteintes de DPP passent essentiellement par l'éducation de la collectivité et des professionnels de la santé. Ils laissent également entendre que les habitantes des milieux ruraux seraient davantage enclines que leurs homologues des villes à croire à certains mythes courants sur la maternité, en particulier celui voulant que la maternité vient naturellement ou est instinctive. Par conséquent, les fournisseurs de services devraient peut-être s'employer davantage à donner des informations réalistes sur la vie de parent.

Il pourrait exister d'autres obstacles à l'obtention d'un traitement de la DPP en milieu rural. Par exemple, il peut être plus difficile de maintenir des limites appropriées entre les professionnels et leurs clientes ou patientes dans les collectivités rurales très unies, et les mères pourraient être peu disposées à participer à un groupe qui inclut probablement des femmes qu'elles connaissent ou rencontrent de façon régulière. De plus, il pourrait y avoir trop peu de nouvelles mamans dans la collectivité pour arriver à former un groupe de soutien.

STRATÉGIES D'INTERVENTION AUPRÈS DES FEMMES HABITANT EN MILIEU RURAL OU ÉLOIGNÉ

- Offrez aux femmes atteintes de DPP d'autres formes de soutien que celui fourni en personne. De nombreux programmes procurent un soutien téléphonique, mais il importe alors d'élaborer un « plan d'urgence » lors du premier contact. Ce plan pourrait comprendre une liste de membres de la famille, de fournisseurs de services de santé et de lignes d'écoute téléphonique auxquels la femme peut faire appel en cas d'urgence si elle ne peut pas joindre son contact téléphonique habituel. Dans le cadre du plan, la femme pourrait aussi s'engager à se rendre à l'hôpital si elle ou son fournisseur de services le juge nécessaire. Ce type de plan s'avérera utile si la femme a un jour besoin de soins en personne.

- Suggérez à vos clientes qui ont accès à Internet des sites de soutien électronique (p. ex. le site de l'organisme Our Sister's Place, dont les coordonnées sont indiquées à page 158).
- Établissez des limites claires dès la première rencontre (p. ex. est-il convenable que la femme vous appelle ou vous rende visite à la maison ? Devriez-vous vous adresser la parole si vous vous rencontrez dans des lieux publics et, le cas échéant, comment devriez-vous procéder ?) Ces limites peuvent varier de celles établies habituellement en milieu urbain, où les fournisseurs de services sont bien moins susceptibles de rencontrer des clients ou des patients hors d'un contexte médical ou thérapeutique.
- Reconnaissez qu'il peut être plus difficile de former un groupe de soutien aux femmes atteintes de DPP en milieu rural, puisque les mères savent qu'elles risquent d'y côtoyer des amies ou connaissances. Au moment d'établir un groupe de soutien, il importe d'établir des règles de confidentialité précises (voir ci-haut). Il peut aussi être utile de mettre ces règles sur papier de façon à rassurer les femmes ayant des craintes à cet égard.
- Songez à des solutions de rechange pour les collectivités qui sont trop petites pour constituer un groupe de soutien. Il est parfois possible de prévoir du soutien individuel offert par des bénévoles dûment formés ou des fournisseurs de services (en personne ou au téléphone).

DPP chez les femmes qui consomment de l'alcool ou d'autres drogues

On note des taux élevés de dépression majeure chez les femmes qui suivent un traitement de la toxicomanie, peut-être en raison du grand nombre de victimes de mauvais traitements physiques ou sexuels parmi ces femmes, ou de leur faible statut socio-économique.

La dépression peut être une cause ou une conséquence de la consommation d'alcool ou d'autres drogues. Par exemple, les femmes qui ont d'importants symptômes de dépression prennent parfois de l'alcool ou des drogues illégales pour les soulager. La consommation d'alcool et d'autres drogues, tout comme leur sevrage, peut aussi causer des symptômes qui s'apparentent à ceux de la dépression.

Selon des recherches menées sur le lien entre la consommation d'alcool et d'autres drogues et la dépression durant la grossesse, de six à 19 p. 100 des femmes font usage d'alcool ou d'autres drogues à un moment donné durant leur grossesse (Kelly et coll., 2001). Or, on a établi un lien puissant entre l'usage d'alcool et d'autres drogues durant la grossesse et des résultats élevés à l'EPDS (Pajulo et coll., 2001a; Pajulo et coll., 2001b). D'autres recherches devront être menées pour comprendre les troubles périnatals de l'humeur chez les femmes qui consomment de l'alcool ou d'autres drogues.

De nombreuses femmes atteintes de DPP qui font usage d'alcool ou d'autres drogues sont peu disposées à obtenir un traitement par crainte d'être jugées ou de se voir retirer la garde de leur bébé et de leurs autres enfants. Celles qui ont ou ont eu par le passé des problèmes de consommation peuvent aussi avoir des préoccupations particulières quant au choix d'un traitement de la DPP. Par exemple, les femmes qui ont choisi l'abstinence comme objectif de traitement de la toxicomanie peuvent vouloir éviter à tout prix de prendre des antidépresseurs.

Paradoxalement, la grossesse et la période du post-partum s'avèrent un moment favorable au traitement de la toxicomanie puisque les femmes ont plus tendance à faire soigner des problèmes de consommation d'alcool ou d'autres drogues lorsqu'elles sont déprimées que lorsqu'elles ne le sont pas. De façon similaire, des recherches ont montré que les préoccupations de ces femmes à l'endroit des dangers ou conséquences de leur consommation pour leurs enfants les incitent souvent à se faire traiter (McMahon et coll., 2002).

La surconsommation d'alcool et d'autres drogues constitue une importante question de santé pouvant nécessiter l'attention de spécialistes de la toxicomanie. Toutefois, tous les fournisseurs de services ont un rôle à jouer dans le dépistage de l'usage d'alcool ou d'autres drogues.

STRATÉGIES D'INTERVENTION AUPRÈS DES FEMMES FAISANT PEUT-ÊTRE USAGE D'ALCOOL OU D'AUTRES DROGUES

- Soyez conscient des signes de surconsommation possible d'alcool ou d'autres drogues, qui peuvent ressembler aux symptômes de dépression :
  - agitation/irritabilité ;
  - sautes d'humeur ;
  - aliénation ou isolement social volontaire ;
  - incapacité d'assumer ses responsabilités habituelles à cause du temps passé à rechercher et à consommer de l'alcool ou d'autres drogues (temps passé à l'extérieur de la maison que la femme ne peut expliquer).
- Certains organismes et bureaux de santé font couramment le dépistage de l'usage d'alcool ou d'autres drogues. Cependant, si ce n'est pas le cas là où vous travaillez et que vous soupçonnez une cliente de surconsommer de l'alcool ou d'autres drogues, vous devrez aborder la question. Il est très important de poser des questions sans porter de jugement, puisque de nombreuses mères craignent de perdre la garde de leurs enfants si elles admettent avoir besoin d'aide à cet égard (Poole et Isaac, 2001). Il existe beaucoup d'outils normalisés de dépistage de la consommation d'alcool, y compris les questionnaires CAGE et TWEAK, et l'Épreuve de recherche des troubles liés à l'abus d'alcool (Bradley et coll., 1998). Vous pouvez aussi poser des questions informelles sur l'usage d'alcool et d'autres drogues, par exemple :
  - Fumez-vous, ou prenez-vous de l'alcool ou d'autres drogues pour vous aider à vous détendre ou à composer avec votre situation ?

– [Le cas échéant] Que prenez-vous ?
– À quelle fréquence en prenez-vous ? Tous les jours ? Quatre ou cinq fois par semaine ? Deux ou trois fois par semaine ? Deux à quatre fois par mois ? [Renseignez-vous à propos de toutes les substances prises].
– Avez-vous eu des problèmes de surconsommation d'alcool ou d'autres drogues par le passé ?
– Quelles répercussions votre usage d'alcool ou d'autres drogues a-t-il sur votre capacité de prendre soin de vous ou de votre bébé ?

Aiguillez vers des services d'évaluation les femmes qui prennent de l'alcool ou des drogues illégales à usage récréatif plus de deux ou trois fois par semaine, qui ont déjà eu des problèmes de surconsommation ou qui déclarent que leur consommation nuit à leur capacité de prendre soin d'elles-mêmes ou de leur bébé. Les grands centres urbains offrent des programmes spécifiquement destinés aux femmes enceintes et aux mères (voir la liste d'exemples à l'Annexe D). Dans les autres collectivités, vous pouvez aiguiller les femmes vers leur médecin de famille, vers un autre médecin ou vers des services de santé mentale. Il peut être préférable de prendre le rendez-vous au nom de la mère (p. ex. avec son médecin de famille). Vous devriez ensuite effectuer un suivi auprès d'elle pour vous assurer qu'elle a pu obtenir les soins dont elle a besoin.

• Pour obtenir d'autres renseignements sur la façon d'intervenir auprès des femmes qui consomment de l'alcool ou d'autres drogues, consultez *La majorité cachée : guide sur l'alcoolisme et la toxicomanie à l'intention des intervenants oeuvrant auprès des femmes* (Fondation de recherche sur la toxicomanie, 1996).

Femmes victimes de violence ou de mauvais traitements

Certaines études de petite envergure auprès de femmes faisant appel à des services de traitement de la DPP grave rapportent des taux élevés de mauvais traitements durant l'enfance (Buist et Janson, 2001). Lors d'une enquête auprès de femmes en cours d'admission dans une unité de traitement de la DPP accueillant des mères et leur bébé, 50 p. 100 des femmes interrogées ont déclaré avoir été victimes de mauvais traitements sexuels durant l'enfance. Des chercheurs ont établi un lien entre les antécédents de mauvais traitements physiques et sexuels, d'une part, et des symptômes de dépression et d'anxiété particulièrement graves, de l'autre. Ils ont aussi observé des difficultés d'attachement mère-enfant plus grandes chez ces femmes que chez les autres mères atteintes de DPP sans antécédents de mauvais traitements sexuels.

Selon d'autres recherches, environ 7 p. 100 des femmes adultes et 22 p. 100 des adolescentes sont victimes de mauvais traitements physiques durant la grossesse (Renker, 1999 ; Stewart et Cecutti, 1993). Des chercheurs ont associé les mauvais traitements physiques prénatals aux mauvais traitements physiques et à la détresse psychologique durant la période du post-partum (Stewart, 1994).

Les mauvais traitements physiques, sexuels et psychologiques sont des enjeux cliniques graves qui se produisent chez les femmes à un rythme alarmant. Une discussion approfondie des répercussions de la violence sur la santé des femmes ne s'inscrit cependant pas dans le champ d'action du présent guide. Il peut être utile aux fournisseurs de services d'obtenir d'autres ressources et de la formation pour mieux aborder cette importante question de santé.

STRATÉGIES D'INTERVENTION AUPRÈS DES FEMMES POUVANT AVOIR ÉTÉ VICTIMES DE VIOLENCE

- Demandez à la femme si elle subit ou a déjà subi de la violence (pourvu qu'il existe des sources appropriées d'aiguillage – voir ci-après). Normalisez le processus en indiquant à la femme que vous posez ces questions à toutes vos clientes. Adoptez un ton calme et direct. N'oubliez pas que les femmes peuvent être réticentes à parler des mauvais traitements subis : vous pourriez devoir aborder la question plus d'une fois durant vos rapports. Voici quelques exemples de questions utiles :
  - Comment va votre relation ?
  - Avez-vous déjà senti qu'une personne proche vous blessait ou vous maltraitait (p. ex. membre de votre famille, partenaire ou ami) ?
- N'oubliez pas que certains symptômes ou comportements vous semblant dysfonctionnels peuvent en fait servir de stratégies d'adaptation aux effets dévastateurs de la violence interpersonnelle. Malgré qu'elles paraissent dysfonctionnelles aujourd'hui, ces stratégies peuvent avoir permis à la mère de se protéger par le passé. Une personne peut avoir construit son identité en partie autour de ces stratégies d'adaptation. Efforcez-vous de comprendre l'état émotif de la femme dans le contexte de ses expériences de vie.
- Gardez à l'esprit que le fait de parler des mauvais traitements ou de la violence subis peut susciter des sentiments d'anxiété ou de détresse extrême, surtout chez une personne qui en discute pour la première fois ou que l'on menace de représailles si elle parle à quiconque de sa situation.
- Renseignez-vous sur les services offerts dans votre localité aux femmes victimes de mauvais traitements avant d'aborder le sujet avec vos clientes. Bon nombre de collectivités offrent du soutien par l'entremise de lignes téléphoniques jour et nuit (voir l'Annexe D). Vous pourriez aussi préparer une liste de médecins et de fournisseurs de services de santé mentale qui travaillent dans votre localité ou région et interviennent auprès de femmes victimes de violence.
- Pour obtenir d'autres renseignements sur la façon d'intervenir auprès des femmes qui ont subi des traumatismes, consultez le guide du CAMH intitulé *Bridging Responses* (Haskell, 2001) ou *Les femmes, la violence et le traitement des traumatismes* (CAMH, 1996).

DPP chez les femmes autochtones

À la connaissance des auteures, aucune recherche n'a porté spécifiquement sur la prévalence de la DPP ou les facteurs de risque de DPP parmi les femmes autochtones canadiennes. Le terme « autochtone » fait référence aux peuples indigènes du Canada et leurs descendants, y compris les membres des Premières nations, les Inuits et les Métis. Par conséquent, la communauté autochtone comprend une variété de groupes, qui ont chacun leurs propres valeurs, enjeux et traditions sur le plan de la santé et de la guérison (Reading, 2003).

L'état de santé des peuples autochtones du Canada laisse davantage à désirer que celui de la plupart des autres Canadiens. Selon un rapport récent de Santé Canada, seulement 38 p. 100 des membres des Premières nations de l'Ontario déclarent être en bonne ou excellente santé, comparativement à 61 p. 100 de l'ensemble des Canadiens. Sur le plan de la santé mentale, Santé Canada rapporte que les membres des Premières nations ont perdu trois fois plus d'années de vie au suicide que les autres Canadiens (Grace, 2003). Ces inégalités au plan de la santé se font particulièrement sentir chez les femmes. Les femmes autochtones sont plus susceptibles que les autres Canadiennes de mourir de cirrhose ou d'autres complications liées à l'alcool, de suicide ou d'homicide (Mao et coll., 1992). De plus, les variables associées à la dépression chez les femmes non autochtones, comme l'usage d'alcool ou d'autres drogues et la violence physique et sexuelle, sont plus courantes parmi les femmes autochtones que dans le reste de la population canadienne (MacMillan et coll., 2003).

Les chercheurs associent en grande partie la mauvaise santé des peuples autochtones du Canada à la pauvreté et à la mauvaise qualité de vie auxquelles se heurtent bon nombre d'entre eux. Les difficultés socioéconomiques, la violence et la discrimination sont susceptibles d'augmenter chez les femmes autochtones le risque de dépression à vie, ce qui comprend la période périnatale.

Bon nombre de femmes autochtones vivent aussi en situation de grand isolement. Faute d'établissements de santé et de services appropriés à proximité, celles qui habitent dans des réserves ou des collectivités éloignées doivent parfois aller accoucher ailleurs. Dans le cas d'une grossesse à risque, leur absence peut durer des semaines. Or, quitter sa collectivité signifie souvent perdre le soutien pratique et émotif de l'entourage. L'adoption d'enfants autochtones par des familles non autochtones ou leur admission forcée dans des pensionnats peut également avoir rompu certains liens de parenté.

Les femmes qui ne parlent pas couramment le français (ou l'anglais selon la région), peuvent avoir de la difficulté à obtenir des soins adaptés à leur culture, notamment des cours prénatals, une formation au rôle de parent ou des services de suivi post-partum. De la même façon, les fournisseurs de services pourraient avoir de la difficulté à sensibiliser la famille et les membres de la communauté à la DPP si ces derniers ne parlent pas le français ou l'anglais.

STRATÉGIES D'INTERVENTION AUPRÈS DES FEMMES AUTOCHTONES

- Nous en connaissons très peu sur les taux de DPP chez les femmes autochtones ou sur les stratégies d'évaluation et de traitement qui sont efficaces auprès de cette clientèle. Il est urgent de mener des recherches plus poussées sur les femmes autochtones atteintes de DPP et les services dont elles ont besoin. Adoptez une approche globale d'intervention. Consultez la famille et les aînés de la communauté, et aiguillez les femmes autochtones vers des services sociaux et médicaux appropriés, au besoin. Familiarisez-vous avec les traditions et croyances autochtones, et respectez-les.

DPP chez les mères adolescentes et monoparentales

Des chercheurs ont observé des taux élevés de DPP parmi les mères adolescentes et non mariées. Plusieurs études ont permis d'établir un lien entre le fait de ne pas être mariée et les symptômes de DPP (Lanet et coll., 1997; Pfost et coll., 1990; Schaper et coll., 1994; Hiscock et Wake, 2001). Par exemple, des études sur la prévalence de la DPP légère et grave au sein d'échantillons d'adolescentes ont donné des taux pouvant aller jusqu'à 26 p. 100 (Troutman et Cutrona, 1990).

Les mères adolescentes ou monoparentales sont davantage susceptibles que les femmes en âge d'avoir des enfants de présenter certains facteurs de risque précis de DPP, notamment le manque de soutien social. De plus, bon nombre d'entre elles ont des grossesses non planifiées ou non désirées. Des facteurs économiques et sociaux, plutôt que le seul âge de la mère, sont probablement à l'origine du risque accru de DPP et d'autres troubles de la santé chez les mères adolescentes (Logsdon, 2004).

STRATÉGIES D'INTERVENTION AUPRÈS DES MÈRES ADOLESCENTES

- Déterminez ce que font les autres intervenants ou fournisseurs de services qui travaillent auprès de la cliente et communiquez avec eux si possible (tout en respectant la confidentialité des informations sur la cliente) pour vous assurer qu'il n'y a pas de dédoublement de services ou que vous ne donnez pas à la femme des conseils contradictoires.
- Lorsque cela est possible et approprié, obtenez le soutien du ou de la partenaire de la cliente et des membres de sa famille.
- Traitez chacun de vos contacts avec une mère adolescente comme s'il s'agissait de votre dernier. Étant donné les nombreux obstacles auxquels se heurtent les adolescentes (p. ex. peu d'accès aux services de garde et aux transports), il leur arrive souvent de manquer des rendez-vous. C'est pourquoi il n'est pas conseillé d'attendre avant de les aiguiller vers des services importants ou de leur fournir le soutien et les renseignements nécessaires.
- Lorsque vous envisagez d'aiguiller une mère adolescente vers un autre fournisseur de services, songez à l'accompagner à son premier rendez-vous pour favoriser sa coopération.

- Dans la mesure du possible, aiguillez-la vers des services (p. ex. formation au rôle de parent) qui sont destinés aux adolescentes et répondent à leurs besoins particuliers.

STRATÉGIES D'INTERVENTION AUPRÈS DES MÈRES MONOPARENTALES

- Aidez la mère à faire preuve de créativité pour déterminer qui pourrait faire partie de son réseau de soutien. Par exemple, sa tante préférée ou une amie de la famille serait-elle prête à s'occuper occasionnellement des soins du bébé ou de l'entretien ménager ?
- Offrez-lui de l'information et des encouragements pour l'aider à se créer un réseau d'autres mères ayant peu de soutien. Aiguillez-la vers des groupes communautaires de mères, des centres de ressources pour les familles ou des programmes de centres de la petite enfance, etc. Les nouvelles mères ne savent pas toujours que ces programmes existent, ni comment y avoir accès.
- Payez le plus souvent possible les frais de garde d'enfants et de transport de votre cliente.
- Aiguillez-la vers des services d'aide à l'emploi, d'aide au logement, d'éducation, et vers d'autres services sociaux au besoin.

DPP chez les mères lesbiennes et bisexuelles

De plus en plus de femmes homosexuelles choisissent d'avoir des enfants. Selon une étude canadienne menée en 1996, 30 p. 100 des femmes lesbiennes interrogées avaient des enfants ou comptaient en avoir (Moran, 1996). Bien que les mères qui évoluent en contexte homosexuel se heurtent probablement à la plupart des mêmes difficultés fondamentales de transition à la vie de parent que les nouvelles mères évoluant en contexte hétérosexuel, les femmes lesbiennes et bisexuelles pourraient vivre des situations particulières qui modifient le risque de DPP.

Dans l'ensemble, les études menées font état de taux plus élevés d'antécédents de troubles psychiques chez les clientèles lesbiennes, gaies et bisexuelles que dans la population hétérosexuelle. Les chercheurs ont attribué cette situation aux stress particuliers que subissent ces personnes (et d'autres qui ne s'identifient pas à la population hétérosexuelle, dont les femmes transgenderistes et transsexuelles) en raison de la discrimination sociale dont elles sont la cible (Meyer, 2003). Les femmes lesbiennes et bisexuelles sont également plus susceptibles que les femmes hétérosexuelles d'avoir connu des épisodes de dépression, qui sont en soi un facteur considérable de risque de DPP.

Les mères lesbiennes et bisexuelles font face à d'autres facteurs pouvant augmenter leur risque de DPP. Ces facteurs peuvent inclure le manque de soutien de la famille d'origine (si la mère n'a pas divulgué son orientation sexuelle à sa famille ou si celle-ci ne l'approuve pas), la désapprobation sociale à l'endroit des mères lesbiennes, le stress chronique associé à l'homophobie (peur des personnes homosexuelles ou soupçonnées d'homosexualité) et à l'hétérosexisme (supposition que tout le monde est, ou devrait être, hétérosexuel) des membres de la famille, étrangers et intervenants du système de santé (Epstein, 2002).

D'autres variables pourraient toutefois protéger les mères lesbiennes et bisexuelles de la DPP. Les grossesses non planifiées sont rares chez les femmes lesbiennes. Des études ont également démontré que les couples homosexuels sont beaucoup plus susceptibles de partager équitablement les tâches parentales que les couples hétérosexuels (Vanfraussen et coll., 2003). Puisque les facteurs de risque de DPP incluent le manque de soutien de la part du ou de la partenaire, le partage équitable des soins à l'enfant pourrait offrir une certaine protection contre la DPP.

STRATÉGIES D'INTERVENTION AUPRÈS DES MÈRES LESBIENNES ET BISEXUELLES

- Évitez de présumer qu'une femme est hétérosexuelle. L'emploi d'un langage sans distinction de sexe au moment de parler du ou de la partenaire pourrait mettre la mère à l'aise de divulguer son orientation sexuelle. Pour obtenir de plus amples renseignements sur l'emploi d'un langage approprié au moment de parler de l'orientation sexuelle d'une femme, consultez la publication du CAMH intitulée *Asking the Right Questions 2 : Talking with clients about sexual orientation and gender identity in mental health, counselling and addiction settings* (Barbara et Doctor, 2004).
- Examinez vos propres opinions et préjugés à propos du lesbianisme. En raison de notre socialisation, bon nombre d'entre nous croyons que les femmes lesbiennes ne sont pas, ou ne devraient pas, être mères. L'homophobie et l'hétérosexisme, même intériorisés, ressortiront et auront un impact, même subtil, sur les soins prodigués.
- Renseignez-vous sur les personnes qui font partie du réseau de soutien de la femme. Certaines femmes pourraient plus n'avoir de liens avec leur famille d'origine, mais faire partie d'un puissant réseau d'amis.
- D'autres mères lesbiennes ou bisexuelles peuvent offrir un grand soutien. Dans les petites collectivités, où ce genre d'entraide n'existe pas toujours, on peut avoir accès à du soutien par Internet ou courriel (p. ex. familypride.uwo.ca/ ; http://www.fsatoronto.com/programs/lgbtparenting.html).

Dépression chez les mères adoptives

Si peu de recherches ont porté sur l'expérience émotive des mères adoptives durant la période suivant l'adoption, on a cependant détecté chez certaines d'entre elles des signes de dépression dans les premiers mois suivant l'adoption.

La documentation disponible sur la DPP inclut quelques exposés de cas de femmes ayant connu des épisodes de dépression peu après une adoption (Melges, 1968 ; Victoroff, 1952). Une autre étude a comparé la prévalence à vie de maladies psychiques chez les femmes qui ont adopté des enfants à celle des femmes ayant à la fois eu et adopté des enfants. Les femmes qui avaient à la fois des enfants adoptifs et biologiques étaient deux fois plus susceptibles de signaler un épisode de dépression au cours des 12 mois suivant l'adoption ou l'accouchement (Dean et coll., 1995). Parmi le groupe de femmes ayant uniquement des enfants adoptifs, cependant, 8 p. 100 avaient signalé avoir eu un épisode de dépression dans les 12 mois suivant l'adoption.

Lors d'une étude, 19 mères adoptives ont rempli l'EPDS, en se remémorant leurs sentiments lors de la période suivant immédiatement l'adoption. Malgré les défauts méthodologiques de l'étude (dont l'incertitude entourant la capacité de se remémorer avec exactitude des sentiments éprouvés jusqu'à cinq ans auparavant), il est intéressant de constater que 32 p. 100 des mères ont obtenu des résultats supérieurs ou égaux à 12 à l'EPDS (Gair, 1999). La plupart de ces femmes ont attribué leur détresse à d'importantes perturbations du sommeil ou aux coliques du bébé, ou aux deux, et bon nombre ont qualifié leur expérience de « dépression postnatale ».

Des fournisseurs de services et même des mères pensent parfois que l'adoption n'entraîne pas de dépression puisque les femmes qui font des démarches d'adoption désirent évidemment avoir un enfant. Or, étant donné leur grand désir d'avoir un enfant, ces femmes peuvent avoir une vision particulière, et idéaliste, de la maternité qui les rend vulnérables à la dépression quand la réalité ne se conforme pas à leur vision, où quand l'enfant a des besoins spéciaux (cela peut également s'appliquer aux femmes qui ont recours à la fécondation).

Les mères adoptives peuvent aussi faire face à des difficultés particulières. Par exemple, certaines doivent apprendre à accepter leur propre stérilité ou l'absence de liens ancestraux avec leurs enfants. D'autres pourraient se préoccuper des effets sur leur bébé de la rupture de l'attachement parental ou du non-allaitement (examiné dans Gair, 1999). Le processus d'adoption proprement dit peut également être intrusif et stressant. D'un autre côté, les mères adoptives sont habituellement plus âgées que les mères biologiques, et en ce sens sont peut-être mieux outillées pour composer avec les stress de la vie. Elles ont habituellement de bonnes ressources financières et une relation stable, deux facteurs qui – selon certains – pourraient avoir un effet protecteur (Levy-Shiff et coll., 1990).

STRATÉGIES D'INTERVENTION AUPRÈS DES MÈRES ADOPTIVES

- Gardez à l'esprit que les mères qui adoptent un enfant font également face à un stress physique et émotif énorme, particulièrement s'il s'agit d'un nourrisson. Si possible, aidez-les à trouver des sources de soutien pouvant atténuer les causes premières de leur détresse (p. ex. la participation du ou de la partenaire ou d'autres personnes aux soins du bébé permettra à la mère de bénéficier d'une période de sommeil ininterrompue ; son aiguillage vers un conseiller ou un psychologue lui permettra d'examiner ses sentiments concernant la fécondité).
- Sensibilisez les mères et leur famille aux mythes sur la maternité (chapitre 9). Certaines mères croient qu'elles ne peuvent pas, ou ne devraient pas, avoir des émotions négatives à l'endroit de leur bébé, surtout s'il est adopté.
- Si elles le désirent, aidez les femmes à nouer des liens avec d'autres mères adoptives (voir Annexe D).

Femmes atteintes de maladie mentale chronique ou d'autres déficiences

Les professionnels de la santé doivent faire une distinction entre les femmes atteintes de DPP et les femmes atteintes de maladie mentale chronique, comme la dépression grave et la schizophrénie. Certaines femmes atteintes de DPP sont en dépression pour la première fois. Comme on le décrit au chapitre 5, la plupart des femmes atteintes de DPP se rétabliront complètement si elles suivent un traitement approprié en temps opportun. En revanche, les femmes atteintes de maladie mentale chronique comme la schizophrénie ou un trouble bipolaire auront des épisodes de la maladie toute leur vie, et leurs symptômes seront souvent graves. Les maladies mentales chroniques ont généralement d'importantes répercussions sur la capacité de maintenir un emploi, les relations sociales et la vie de parent (voir Gopfert et coll., 2004 pour obtenir des renseignements supplémentaires sur les parents ayant des troubles mentaux).

Les femmes atteintes de maladie mentale grave semblent tout aussi susceptibles que les autres femmes d'avoir un enfant mais, dans bien des cas, n'en ont pas la garde complète (Nicholson et coll., 1998). Des recherches menées auprès de ces mères ont fait ressortir l'importance du soutien émotif, économique et pratique durant les premières années de vie des enfants pour le succès de l'expérience de parent (Mowbray et coll., 1995). Malheureusement, bon nombre de ces femmes n'osent pas demander de l'aide par crainte de perdre la garde de leurs enfants (Nicholson et coll., 1998).

Lors de groupes de discussion, des mères atteintes de maladie mentale grave (et leurs soignants) ont identifié quatre thèmes principaux liés à leurs expériences de parent (Nicholson et coll., 1998) :

- *Préjugés associés à la maladie* : De nombreuses personnes tiennent pour acquis que les femmes atteintes de maladie mentale ne sont pas capables de prendre soin d'un enfant. Par conséquent, ces mères ont l'impression de devoir toujours prouver qu'elles sont compétentes (par opposition aux mères sans déficience, présumées capables de s'occuper d'enfants jusqu'à preuve du contraire).
- *Tendance à s'évaluer en fonction d'attentes irréalistes* : Les mères atteintes de maladie mentale pensent parfois que même les mauvais comportements « normaux » de leurs enfants ont été causés par leur maladie. Leur entourage et elles-mêmes peuvent interpréter tout sentiment de stress ou d'insatisfaction à l'endroit de la maternité comme un signe d'incompétence parentale.
- *Difficulté à trouver l'équilibre entre le meilleur intérêt de leurs enfants et le leur* : Les besoins des mères atteintes de maladie mentale peuvent parfois entrer en conflit avec ceux de leurs enfants. Par exemple, une mère pourrait devoir prendre un médicament qui limite sa capacité de répondre aux besoins de ses enfants ou fixer des rendez-vous médicaux durant des heures où, selon elle, elle devrait être la disposition de ses enfants.

- *Craintes de ne pas pouvoir garder leur enfant ou le contact avec lui:* Cela peut être particulièrement pénible s'il y des périodes d'hospitalisation, de retrait temporaire et volontaire des enfants, de retrait temporaire forcé des enfants par les services de protection de l'enfance, ou un divorce.

Des chercheurs et cliniciens ont constaté que les compétences parentales des femmes atteintes de maladie mentale grave varient grandement, tout comme celles de l'ensemble des femmes, et que bon nombre d'entre elles sont de très bonnes mères.

Les femmes ayant d'autres types de déficience, par exemple des déficiences sensorielles et physiques ainsi que des troubles de l'apprentissage, se heurtent aux mêmes types de difficultés que les mères atteintes de maladie mentale chronique. En particulier, elles doivent composer avec le manque de soutien et le manque de confiance que les gens ont en leurs capacités d'élever des enfants, et trouver constamment un équilibre entre leurs besoins et ceux de leurs enfants (Kelley et coll., 1997; Llewellyn et McConnell, 2002). Selon plusieurs recherches, les parents handicapés ont peut-être des obstacles considérables à surmonter, mais ils développent souvent des capacités substitutives qui leur permettent de répondre efficacement aux besoins de leurs enfants (Sheerin, 1998). Les fournisseurs de services peuvent aider grandement les femmes handicapées à acquérir des compétences parentales et des techniques d'adaptation utiles.

STRATÉGIES D'INTERVENTION AUPRÈS DES MÈRES ATTEINTES DE MALADIE MENTALE CHRONIQUE OU D'AUTRES DÉFICIENCES

- N'oubliez pas que beaucoup de mères atteintes de maladie mentale chronique ou d'autres déficiences prendront efficacement soin de leurs enfants, même si leur maladie ou déficience est grave.
- Renseignez les mères sur la grande variété des comportements « normaux » des enfants et des stress que ressentent habituellement les parents. Cela pourrait les rassurer et soulager leur culpabilité si elles croient que leur déficience a « causé » tous les problèmes de l'enfant ou que leur sentiment d'accablement fait d'elles un mauvais parent.
- Intervenez individuellement auprès de chaque mère pour identifier ses compétences parentales et ses besoins, qui varieront comme c'est le cas dans la population générale.
- Une fois que vous aurez évalué soigneusement les besoins de la mère, vous pourrez la diriger vers des services et ressources dont elle a spécifiquement besoin (p. ex. éducation parentale, soutien pratique ou financier).
- Assurez la coordination des soins afin que la mère n'ait pas à faire affaire avec une multitude d'organismes et qu'il n'y ait pas de dédoublement des services offerts.

Résumé

Parmi les clientèles pouvant avoir des besoins particuliers de santé mentale durant la période périnatale figurent :

- les femmes d'origines ethnoculturelles variées, en particulier les femmes immigrantes et réfugiées ;
- les femmes des collectivités rurales et éloignées ;
- les femmes qui consomment de l'alcool ou d'autres drogues ;
- les femmes ayant subi des mauvais traitements physiques ou sexuels ;
- les femmes autochtones ;
- les mères adolescentes et monoparentales ;
- les mères lesbiennes;
- les mères adoptives ;
- les mères ayant une maladie mentale chronique ou d'autres déficiences.

Les fournisseurs de services qui interviennent auprès de clientèles diverses devraient :

- êtres prêts à aiguiller leurs clientes vers des services sociaux, y compris des services linguistiques et d'aide à l'emploi et au logement ;
- se renseigner le plus possible sur les problèmes et besoins particuliers des femmes qui font appel à leurs services ;
- en plus d'utiliser des outils de dépistage de langue anglaise ou traduits, poser des questions d'ordre général comme : « Comment vous sentez-vous ? Dormez-vous bien ? Votre appétit a-t-il changé ? Vous préoccupez-vous de quelque chose en particulier ? » ;
- éviter de tenir certaines choses pour acquises. Chaque femme aborde la maternité avec son propre lot de croyances et d'expériences, quels que soient ses origines ethnoculturelles, son état civil ou son orientation sexuelle. Demandez aux femmes ce qui est important pour elles au lieu de penser que vous connaissez la réponse ;
- si une femme a besoin d'aide, faites appel à des services spécialisés (mis sur pied pour répondre aux besoins particuliers d'une clientèle spécifique), s'ils existent et si cela intéresse la cliente. Les traitements et le soutien de groupe peuvent être très bénéfiques si les membres du groupe ont une expérience de vie et des croyances semblables.

9
Stratégies d'autogestion de la santé à l'intention des femmes atteintes de DPP

L'autogestion de la santé peut-elle contribuer à soulager la DPP ?

Quelles stratégies d'autogestion de la santé les fournisseurs de services peuvent-ils recommander aux femmes atteintes de DPP ?

Ce chapitre présente des stratégies simples d'**autogestion de la santé** pouvant s'avérer bénéfiques durant la période du post-partum. Cependant, ces stratégies ne peuvent d'aucune façon remplacer le traitement de la **dépression du post-partum** (DPP), ni permettre aux femmes atteintes de se rétablir. Les mesures proposées devraient plutôt servir de complément au traitement médical ou psychologique approprié de la DPP. Employées de la sorte, les stratégies d'autogestion de la santé peuvent aider les mères atteintes à retrouver un sentiment de contrôle sur leur vie et à prendre en main leur rétablissement.

Aux premières heures de la dépression, la mère peut ne pas être en état d'effectuer les activités énumérées ci-après. Quand les effets du traitement commenceront à se faire sentir, toutefois, elle retrouvera graduellement son énergie et pourra entreprendre l'autogestion de sa santé. Les fournisseurs de services devraient encourager les mères à adopter les stratégies d'autogestion qui leur semblent les plus utiles.

Fixer des attentes réalistes à propos de la maternité

Comme on le mentionne au chapitre 3, notre société présente des images embellies de la maternité. Les revues, livres et autres ressources à l'intention des parents laissent entendre qu'il est anormal pour la mère d'un nouveau-né de ressentir de la tristesse, de l'anxiété ou de la colère. En réalité, aucune nouvelle mère ne sera aussi heureuse, organisée et calme que le paraissent les femmes qui font les couvertures des revues à l'intention des parents.

Beaucoup de mères se comparent à des membres de la famille ou à des amies qui semblent avoir géré parfaitement la maternité, et se sentent inévitablement fautives de ne pas pouvoir y arriver aussi aisément. Ce genre de comparaison contribue également aux mythes associés à la maternité.

Mythes courants associés à la maternité

- Mettre au monde un enfant est un événement « exclusivement » positif et heureux dans la vie d'une femme.
- Les femmes devraient être des supermamans, c'est-à-dire des mères, des conjointes et des ménagères parfaites, et des femmes de carrière accomplies.
- La maternité est une expérience épanouissante pour toutes les femmes.
- Les mères ont de puissants instincts maternels naturels et savent immédiatement comment prendre soin d'un enfant.
- Toutes les tâches associées aux soins du bébé plaisent aux mères.
- Les mères éprouvent toujours une affection profonde envers leur bébé.
- Les mères sont des personnes généreuses et inlassables qui se donnent de façon inconditionnelle.
- Les mères ne se fâchent jamais et ne sont jamais irritables. Leur patience est sans borne.
- Les mères ne devraient pas avoir besoin d'aide pour s'occuper de leur bébé.

Les travailleurs de la santé peuvent aider les femmes à identifier et à remettre en question les mythes trompeurs associés à la maternité afin d'améliorer leur estime de soi et leur confiance en leur capacité d'élever des enfants. En réalité, le rôle de mère est très difficile. Comme tout emploi très exigeant qui laisse peu de contrôle sur son horaire, il peut entraîner un sentiment d'épuisement.

Se reposer et dormir le plus souvent possible

Selon la durée du travail et de l'accouchement, la plupart des mères traversent une période de quelques jours pendant et immédiatement après l'accouchement où elles dorment très peu. Même dans les jours qui suivent la naissance, le fait de devoir nourrir le bébé plusieurs fois par nuit les empêche de bénéficier d'un sommeil ininterrompu. Compte tenu de toutes ces perturbations du sommeil, il n'est pas surprenant que la plupart des mères se sentent constamment fatiguées ou épuisées durant les semaines qui suivent l'accouchement.

Selon certains chercheurs, le manque de sommeil peut déclencher des symptômes d'anxiété, de dépression et même de psychose chez les femmes qui présentent plusieurs des facteurs de risque décrits au chapitre 2 (Sharman et Mazmanian, 2003). À la Women's Health Concerns Clinic du Centre de soins de santé St-Joseph de Hamilton en Ontario, les membres du personnel mettent beaucoup d'énergie à tenter de favoriser le sommeil des mères à risque de développer une DPP. Dans le cadre des soins prodigués, ils recommandent également bon nombre des stratégies présentées dans ce chapitre.

STRATÉGIES POUR PALLIER LE MANQUE DE SOMMEIL

Dormir durant le séjour à l'hôpital

Beaucoup de nouvelles mères ont l'impression de ne pas pouvoir se reposer durant leur séjour à l'hôpital en raison des soins constants prodigués par le personnel médical, des dérangements causés par les patients qui partagent la chambre et de la visite de parents et d'amis. Pour minimiser les interruptions, les mères peuvent par moment indiquer au personnel qu'elles désirent se reposer et ne veulent pas être dérangées.

Conseils à l'intention des mères :

- Vous pouvez aider à réduire le va-et-vient dans votre chambre d'hôpital en plaçant vos plateaux à nourriture vides à l'extérieur de la porte et en informant le personnel quand vous désirez vous reposer et ne voulez pas qu'on vous dérange.
- Accrochez une affiche « Ne pas déranger » à la poignée de votre porte lorsque vous tentez de vous reposer afin d'informer le personnel et les visiteurs que vous dormez.

Limiter les visites

La famille et les amis seront évidemment curieux et pressés de voir le bébé, et la mère pourrait être ravie de présenter son nouveau-né à ses proches. Un flot constant de visiteurs peut cependant ajouter au stress et à l'épuisement de la mère durant la période initiale du post-partum. La famille, et surtout le ou la partenaire, peut soutenir la mère en l'encourageant à tenir compte de ses propres besoins de repos et de calme et en décourageant les visites à des moments inopportuns.

Les femmes qui sont mal à l'aise d'imposer des heures de visite peuvent demander à leur réseau de soutien (partenaire, parents et autres membres de la famille) de faire en sorte que les visites aient lieu à des moments opportuns. Les nouvelles mères peuvent aussi demander aux visiteurs de faire preuve de souplesse si elles doivent annuler une visite à la dernière minute parce qu'elles se sentent fatiguées ou incapables de recevoir des gens.

Conseils à l'intention des mères:

- Il peut être utile de planifier une journée « portes ouvertes » permettant à tout le monde de venir rencontrer le bébé en même temps. Avant d'accoucher, donnez à votre famille et à vos amis une idée du moment où vous souhaiteriez les recevoir. Vous pourriez déterminer des heures de visite qui semblent convenir à vous et à votre bébé, par exemple de 14 h à 15 h. Encouragez les gens à ne pas vous rendre visite durant la semaine qui suit l'accouchement.
- Si les gens ne respectent pas l'horaire de visites que vous leur proposez, votre partenaire ou les autres membres de votre famille peuvent les informer que vous vous reposez et leur demander de revenir plus tard.
- Placez une affiche « Ne pas déranger » à côté de la sonnette de la maison et débranchez le téléphone quand vous faites la sieste.

Bien manger

Les mères qui sont seules avec un nouveau bébé durant la journée peuvent trouver difficile, sinon impossible, de se faire des repas et même de manger. Elles peuvent toutefois prendre des mesures pour bien s'alimenter. Veiller à sa bonne nutrition est une forme positive d'autogestion de la santé.

Premièrement, les mères peuvent demander aux membres de l'entourage qui le désirent d'aider à préparer des repas ou aux visiteurs de se présenter à l'heure des repas en apportant assez de nourriture pour tout le monde. Elles peuvent aussi encourager leurs parents et amis à leur offrir, en guise de cadeau, un repas congelable. Les plats en cocotte, soupes consistantes, ragoûts et caris font d'excellents repas surgelés. Les plats surgelés de commerce, que l'on se procure au supermarché, peuvent également convenir lorsque la mère ne trouve pas le temps ou l'énergie de cuisiner.

Lorsqu'elles couchent le bébé le matin ou le soir, les mères peuvent également en profiter pour préparer à l'avance des repas légers ou des goûters. Elles peuvent aussi manger des goûters nutritifs et riches en énergie pendant qu'elles nourrissent leur bébé.

Les mères devraient s'assurer de rester hydratées, surtout si elles allaitent. La déshydratation peut accroître le manque d'énergie. Puisque la soif est un signe précurseur de déshydratation, elles ne devraient pas attendre d'avoir soif pour boire. Une urine de couleur jaune pâle est signe d'une hydratation adéquate.

Conseils à l'intention des mères :

Goûters que les mères peuvent manger en nourrissant le bébé :

fruits frais tranchés	fruits déshydratés	oeufs durs
mélanges montagnard*	muffins	pain de maïs
chapati	dhal et pain naan	petits pains à la chinoise
pain pita et hoummos	craquelins et fromage	rôties et beurre d'arachide*

Exemples d'aliments prêts-à-manger à conserver au réfrigérateur :

yogourt	restants de riz et de pois	rôti (pain indien)
soupe ou ragoût	cari	salade de pâtes

Gardez à portée de main des bouteilles d'eau, de lait ou de jus de fruit. Limitez-vous à deux tasses de café caféiné (250 ml/ 8 oz) par jour. Beaucoup de femmes trouvent que le thé, qui contient moins de caféine que le café, est une boisson réconfortante. Les tisanes ne contiennent pas de caféine. Si vous prenez de l'alcool, limitez votre consommation à un verre à l'occasion, surtout si vous allaitez.

* Les mères qui allaitent et ont des antécédents familiaux d'allergies devraient éviter les arachides et discuter avec leur médecin du besoin d'éviter d'autres aliments.

Faire de l'activité physique

Une activité modérée durant la période du post-partum peut augmenter le niveau général d'énergie, soulager le stress et la tension musculaire, accroître la force musculaire pour faciliter le transport et l'allaitement du bébé, et aider la mère à recouvrer sa forme plus rapidement.

Conseils à l'intention des mères :

- Le processus de mise ou de remise en forme après l'accouchement varie d'une personne à l'autre. Si vous étiez en santé durant la grossesse, n'avez pas eu de complications durant l'accouchement et vous sentez bien, vous pouvez entreprendre immédiatement un programme d'activité physique légère. Les activités de faible intensité comprennent les étirements, la marche et les exercices du plancher pelvien. Si vous avez eu une césarienne ou des complications durant la grossesse ou l'accouchement, consultez votre médecin ou fournisseur de services avant de reprendre l'activité physique.
- Renseignez-vous sur les cours de conditionnement physique ou de yoga offerts dans votre collectivité. Souvent, les organismes qui offrent des cours destinés aux nouvelles mères vous permettent d'amener votre nouveau-né en classe (les bébés font d'excellents poids et haltères) ou offrent des services de garde. Ces cours vous donnent aussi l'occasion de rencontrer d'autres nouvelles mères de la région.

- Les marches vigoureuses en compagnie du bébé sont une excellente forme d'exercice puisque la poussette offre une résistance supplémentaire. Durant l'hiver ou quand il ne fait pas beau, songez à effectuer vos promenades dans un centre commercial. Si votre collectivité n'a pas d'installations intérieures où vous pouvez vous promener, habillez-vous chaudement, emmaillotez bien votre bébé et faites des promenades plus courtes. Vous pouvez aussi essayer une autre forme d'activité (p. ex. vidéos d'exercices) si vous le préférez.
- Prenez soin de vous. Si vous ressentez de la douleur ou avez des saignements importants pendant l'activité physique, cessez immédiatement et consultez votre médecin ou fournisseur de services. Souvenez-vous de boire suffisamment d'eau lorsque vous faites de l'exercice.
- Si vous allaitez, vous trouverez peut-être que le port de deux soutiens-gorges aide à garder vos seins en place.

Créer un réseau de soutien et y faire appel

Étant donné les nombreuses exigences de leur rôle de nouvelle mère, beaucoup de femmes passent le plus clair de la journée à la maison et ont peu de contact, sinon aucun, avec d'autres adultes. Par conséquent, bon nombre d'entre elles se sentent piégées et seules.

Les mères qui restent seules avec leur bébé se sentent parfois isolées, surtout par mauvais temps, quand l'effort requis pour affronter les rigueurs du climat semble trop grand. L'isolement social peut avoir des répercussions négatives sur l'humeur de la mère et exacerber la dépression, surtout chez les femmes qui passent généralement beaucoup de temps en compagnie d'autres adultes (p. ex. au travail, au centre de conditionnement physique ou dans le cadre de leurs loisirs).

PARLER À D'AUTRES MÈRES

Pour les mères, l'une des meilleures façons de déconstruire les mythes associés à la maternité (voir page 108) est de discuter de leurs expériences avec d'autres mères. Les mères qui côtoient des familles ayant de jeunes enfants ont souvent ce genre de conversations de façon informelle. Celles qui n'ont pas cette chance peuvent se joindre à des groupes d'entraide qui les aident à rompre leur isolement et à comprendre que beaucoup d'autres femmes vivent les mêmes défis et situations.

Les mères dépressives peuvent trouver intimidant ou bouleversant de participer à un groupe d'entraide. Il peut leur sembler que les autres participantes composent mieux qu'elles avec la maternité, ce qui exacerbera leur sentiment de culpabilité et d'incompétence. Dans un tel cas, il est préférable d'aiguiller la mère vers un groupe de soutien destiné spécifiquement aux femmes atteintes de DPP.

Quoique plus difficiles à trouver, ces groupes sont offerts dans de nombreuses régions (voir le répertoire des groupes de soutien aux femmes atteintes de DPP dans la liste de ressources à la fin de ce guide, p. 158).

Conseils à l'intention des mères :

- Inscrivez-vous à un groupe d'entraide pour nouvelles mères. De nombreux bureaux de santé publique, groupes communautaires et autres organismes mettent sur pied des groupes qui se rencontrent toutes les semaines (voir l'Annexe D, p. 156). Vous pouvez aussi tenter de former votre propre groupe d'entraide informel en planifiant des rencontres avec des amies et membres de la famille qui ont de jeunes enfants.
- Demandez aux membres de votre réseau de soutien de vous donner l'occasion de sortir de la maison ou de l'appartement sans le bébé. Par exemple, prévoyez un dîner au restaurant avec une amie ou une visite au centre commercial pendant qu'une autre personne s'occupe de votre bébé.
- Si vous ne vous sentez pas encore capable de quitter la maison ou l'appartement, commencez à rétablir vos contacts sociaux par téléphone ou courriel.

ENCOURAGER LE PLUS POSSIBLE LA PARTICIPATION DU OU DE LA PARTENAIRE

Les partenaires qui cherchent à soutenir leur conjointe auront probablement tout aussi envie qu'elle d'apprendre à être un bon parent. La mère peut profiter du désir de son ou sa partenaire d'assumer une variété de tâches, comme contribuer à l'entretien ménager, changer les couches, calmer l'enfant ou l'installer pour la nuit, le nourrir ou lui faire faire son rot.

Le fait de passer du temps seul, ou « de qualité », avec le nouveau-né permet aussi au ou à la partenaire de nouer des liens parent-enfant puissants, et donne à la mère une occasion bien méritée de se reposer et de penser à elle-même.

Conseils à l'intention des mères :

- Vous avez peut-être l'impression de savoir mieux que quiconque comment calmer votre bébé, le nourrir et en prendre soin. Quand vous voyez votre partenaire faire les choses différemment, vous pourriez donc être tentée de prendre la situation en main ou de lui suggérer une meilleure façon de faire. Résistez à cette tentation ; votre bébé doit apprendre à interagir avec différentes personnes. Sinon, il arrivera uniquement à s'endormir dans vos bras, par exemple, et il vous sera plus difficile d'obtenir de l'aide quand vous en aurez besoin.
- Si vous devenez anxieuse quand votre partenaire s'occupe du bébé, ou si vous vous mettez à surveiller ses moindres faits et gestes, vous vous sentirez probablement mieux tous les deux si vous quittiez la pièce ou la maison.

OBTENIR L'AIDE D'AUTRES MEMBRES DE VOTRE ENTOURAGE

Les mères se sentent souvent coupables ou gênées de demander de l'aide parce qu'elles croient qu'elles ne devraient pas en avoir besoin. Il n'est pas facile de s'occuper d'un nouveau-né et toute assistance, quelle qu'elle soit, peut être utile. Les mères pourraient choisir de dresser une liste de noms et de numéros de téléphone des personnes qui sont prêtes à les aider.

Conseils à l'intention des mères :

- Profitez de l'aide que vous proposent vos amis et les membres de votre famille. Dites-leur exactement ce qu'ils peuvent faire (p. ex. apporter un repas, faire une brassée de lessive, surveiller le bébé pendant que vous faites la sieste ou prenez un bain) et quand vous aimeriez qu'ils le fassent.
- Si quelqu'un est disponible pour surveiller le bébé, profitez-en pour vous reposer. Résistez à la tentation de faire le ménage (la maison sera encore en désordre quand vous vous lèverez, mais vous n'aurez peut-être pas d'autres occasions de dormir).
- Si quelqu'un est disponible pour s'occuper du bébé, profitez-en pour sortir seule et refaire le plein, passer un peu de temps entre adultes ou faire toute autre activité dont vous auriez envie.

Reconnaître les signes de stress imminent et réagir de façon appropriée

Un des aspects importants de l'autogestion de la santé consiste à reconnaître ses limites ainsi que les signes précurseurs de stress, c.-à-d. les signaux annonçant que l'on se sent submergé et stressé, et que l'on a besoin de répit. Les fournisseurs de services devraient encourager les mères à reconnaître leurs propres déclencheurs (p. ex. personnes ou activités qui ont tendance à les rendre stressées ou malheureuses) et les signes indiquant qu'elles deviendront anxieuses si elles poursuivent ce qu'elles font.

RESTER À L'ÉCOUTE DES SIGNES PRÉCURSEURS DE STRESS

Les fournisseurs de services devraient encourager les femmes à rester à l'écoute de leurs signes précurseurs de stress, qui incluent :

- tremblements et nervosité
- douleurs au dos
- claquements de porte
- hausses de la voix, sarcasmes
- rejet ou refus obstiné des offres d'assistance
- mâchoire serrée, palpitations

- souffle retenu
- sensibilité accrue aux bruits
- pensées angoissantes (p. ex. « je n'en peux plus », « je n'y arrive pas », « j'ai besoin d'aide »)
- état d'esprit embrouillé ou confus
- irritabilité ou torpeur
- confiance réduite en ses capacités (p. ex. à titre de mère)
- indécision, incapacité de prendre des décisions

RETROUVER SON CALME

Les fournisseurs de services devraient inciter les nouvelles mères à faire l'essai d'activités de détente quand certains déclencheurs ou signes précurseurs se manifestent.

Conseils à l'intention des mères :

- Prenez une douche ou un bain.
- Pratiquez la respiration profonde ; concentrez-vous sur votre respiration plutôt que sur vos pensées négatives.
- Téléphonez à une amie ou un soignant.
- Dites-vous : « Tout va bien aller. Je fais de mon mieux pour l'instant. »
- Essayez des messages de renforcement positif : « Je peux y parvenir » ou « Je m'en sortirai ».
- Détendez vos muscles.
- Rappelez-vous que vous n'êtes pas seule ; d'autres sont dans la même situation que vous.

Si la mère continue de se sentir accablée ou anxieuse malgré l'emploi de ces stratégies, ou si ses sentiments d'accablement persistent, elle pourrait nécessiter un traitement médical ou psychologique, ou les deux (voir le chap. 6).

Résumé

Les stratégies d'autogestion de la santé ne remplacent pas le traitement médical ou psychologique. Leur emploi s'inscrit par contre dans un plan de traitement complet. Ces stratégies pourraient aider les mères à se prendre en main de façon à favoriser leur rétablissement.

Voici des stratégies d'autogestion de la santé utiles à toutes les femmes atteintes de DPP:

- identifier les attentes irréalistes à propos de la maternité;
- se reposer le plus possible: limiter les visites, informer les autres que l'on se repose;
- demander de l'aide pour la préparation des repas, les soins au bébé et l'entretien ménager;
- accepter l'aide offerte par l'entourage, y compris le ou la partenaire;
- bien manger: préparer des plats cuisinés individuels, encourager les visiteurs à apporter de la nourriture, faire des réserves de goûters nutritifs et riches en énergie;
- pratiquer une activité physique modérée: augmenter graduellement le niveau d'activité, faire des promenades avec le bébé, s'inscrire à des cours de conditionnement physique postnatal;
- établir un réseau de soutien solide: quitter la maison le plus souvent possible, s'efforcer de rencontrer d'autres mères de nouveau-nés, garder le contact avec sa famille et ses amis.

10
Études de cas

Cette section présente des cas de femmes en période de post-partum qui manifestent des symptômes possibles de **dépression du post-partum (DPP)**. À partir des renseignements fournis, répondez aux questions suivantes: Les difficultés de la nouvelle mère sont-ils attribuables à la DPP ou à une autre situation plus ou moins grave ? Quels autres renseignements aimeriez-vous obtenir avant de déterminer comment intervenir ? Et que feriez-vous, le cas échéant, pour aider la mère ? Chaque cas est accompagné des suggestions des auteures.

1er cas : Lucy

Lucy est une femme mariée de 29 ans qui vit à Toronto depuis 10 ans. Elle se présente à votre halte-garderie communautaire pour la première fois depuis la naissance de son unique enfant, il y a une semaine.

Le mari de Lucy a repris le travail à peine quelques jours après la naissance de leur garçon. Travailleur dans une usine, il fait des quarts de travail de 12 heures, parfois la nuit. La plupart des membres de la famille de Lucy vivent à Toronto et lui rendent visite périodiquement depuis l'accouchement.

Lorsque vous lui demandez comment elle se sent, Lucy dit qu'elle est très émotive ces derniers jours et pleure facilement. Elle dort très peu parce qu'elle doit s'occuper de son bébé durant la nuit et a de la difficulté à se concentrer et à prendre des décisions toutes simples. Elle se préoccupe beaucoup de la santé de son fils et craint de ne pas lui donner des soins appropriés. Elle a la larme à l'œil tout le long de la rencontre, mais semble aller mieux lorsque son fils réclame son attention.

QUESTIONS À POSER

- Depuis combien de temps Lucy se sent-elle ainsi ? (Il est important de déterminer si ses symptômes ont débuté après la naissance, et qu'il s'agit du blues du post-partum, ou si elle était déjà dépressive durant la grossesse.)
- Lucy a-t-elle déjà éprouvé ce genre de sentiments ?

Lucy dit s'être bien sentie durant sa grossesse. D'après elle, les symptômes ont débuté quelques jours après l'accouchement. Elle ne se rappelle pas s'être sentie si triste auparavant ou avoir autant pleuré.

STRATÉGIES ET RECOMMANDATIONS

- Puisque Lucy a accouché il y a une semaine, il est plus probable qu'elle souffre du blues du post-partum que d'une DPP. Rassurez-la en lui expliquant que ses symptômes sont courants et ne signifient pas qu'elle est « anormale » ou une mauvaise mère.
- Encouragez-la à faire appel à son réseau de soutien, y compris sa famille, pour lui permettre d'avoir quelques heures de sommeil ininterrompu, ce qui devrait soulager certains de ses symptômes. Peut-elle demander à quelqu'un de surveiller le bébé quelques heures durant l'après-midi ? Quelqu'un peut-il l'aider à s'occuper du bébé le soir ? Si la situation financière de la famille le permet, le mari de Lucy pourrait peut-être prendre quelques jours supplémentaires de congé.
- Fixez avec Lucy une rencontre de suivi dans une ou deux semaines pour vous assurer que son cafard ne masque ou ne se transforme pas en DPP. Encouragez-la à obtenir l'avis d'un médecin ou à communiquer avec son service de santé publique local si ses symptômes s'aggravent avant votre prochaine rencontre.

2e cas : Leila

Leila est une femme de 32 ans qui a immigré à Vancouver de l'Amérique centrale avec son mari il y a un an. Sa langue maternelle est l'espagnol et elle a de la difficulté à s'exprimer en français. Elle se présente à votre centre de la petite enfance avec son unique enfant, un garçon de six mois.

Leila n'a pas de famille au Canada, mais les parents et le frère de son mari habitent Vancouver. Pour des raisons monétaires, aucun des membres de sa famille n'a pu lui rendre visite depuis la naissance de son fils. Son mari travaille de longues heures dans le secteur de la construction. Leila le décrit comme un bon père qui lui offre beaucoup de soutien. Elle a rencontré plusieurs personnes par l'entremise de ses collègues de travail, mais dit n'avoir aucune amie proche au Canada.

Lorsque vous lui demandez comment elle va, Leila dit ne pas se sentir comme d'habitude. En sondant un peu plus, vous apprenez qu'elle dort très peu même si son garçon fait maintenant ses nuits, qu'elle a des crises de larmes et se préoccupe constamment de tout, même des situations les plus anodines.

Lorsque vous l'interrogez sur son réseau de soutien, elle admet se sentir très seule et déçue que personne ne rende visite à elle et à son enfant. Lors de l'entrevue, elle semble agitée et est facilement distraite.

QUESTIONS À POSER

- Leila a-t-elle déjà éprouvé ce genre de sentiments ?
- Est-ce quelqu'un lui procure de l'aide le jour lorsqu'elle est seule avec son bébé ?

Leila déclare avoir eu des symptômes semblables lorsque son père est mort, il y a environ 10 ans. Elle explique qu'elle s'occupe seule du bébé parce qu'elle connaît très peu de personnes au Canada.

Vous décidez d'administrer une version espagnole de l'Inventaire de dépression postnatale d'Édimbourg (EPDS) et constatez que Leila obtient un pointage total de 14. Son pointage au point 10 est de zéro, ce qui signifie qu'il ne lui vient pas à l'idée de se blesser.

STRATÉGIES ET RECOMMANDATIONS

- Le pointage total de Leila à l'EPDS indique une dépression probable. Il faut toutefois interpréter ces résultats avec prudence vu qu'on ne connaît pas très bien le niveau de validité de la version espagnole de l'EPDS. Expliquez à Leila qu'elle pourrait être atteinte de DPP et renseignez-la sur ce type de dépression. Procurez-lui le plus de documentation possible en espagnol.
- Réfléchissez au risque de DPP que court Leila : elle vous a fait part de quelques facteurs de risque de DPP, dont le manque de soutien social et un épisode passé de dépression.
- Si ses symptômes durent depuis deux semaines ou plus, aiguillez-la vers son médecin de famille ou un professionnel de la santé mentale pour confirmer qu'il s'agit bien de DPP et entreprendre un traitement (voir la figure 6-1 à la page 63). Vous devrez assurer un suivi auprès de la cliente au cas où ses symptômes s'aggraveraient ou qu'elle se mettrait à avoir des pensées suicidaires. Recommandez-lui de revenir à la clinique dans une ou deux semaines.
- Une intervention psychosociale pourrait également aider Leila à soulager ses symptômes. Vous pourriez par exemple l'encourager à se joindre à des groupes pour mères et enfants ou inciter son mari à prendre quelques jours de congé pour l'aider à la maison (vérifiez auprès des organismes communautaires hispaniques s'ils offrent des groupes pour mères et enfants en espagnol).

3e cas : Maryann

Âgée de 32 ans, Maryann a été aiguillée vers vous par un obstétricien qui croyait qu'elle avait besoin d'une visite à domicile. Comme l'indiquent les notes du médecin, Maryann ne va pas bien et se sent épuisée depuis son accouchement difficile, il y a huit semaines. Lors de sa consultation médicale avec l'obstétricien, six semaines après l'accouchement, Maryann a fait état de maux de tête et d'estomac, et d'un sentiment d'abattement. Elle se préoccupait aussi de la santé de son bébé ; elle trouvait qu'il avait mauvaise mine, même si le médecin lui avait assuré qu'il allait bien.

Lors de son examen médical, l'obstétricien n'a constaté aucun trouble physique. Au lieu de se sentir rassurée, Maryann s'est mise à pleurer et a lancé « Alors pourquoi est-ce que je me sens si mal ? ». Le médecin lui a expliqué que beaucoup de mères avaient de la difficulté à s'adapter à la maternité, et qu'elle se sentirait probablement mieux lorsque son bébé se mettrait à faire ses nuits. Il a également laissé entendre que son déménagement récent de l'Alberta à Ottawa expliquait peut-être en partie son stress.

QUESTIONS À POSER

- Maryann a-t-elle déjà éprouvé ce genre de sentiments ?
- Qui peut lui procurer du soutien à Ottawa ?

Maryann dit avoir déjà eu deux épisodes de dépression non associés à une grossesse, à l'âge de 18 et de 26 ans. Elle dit que le soutien des membres de sa famille et de ses amis en Alberta lui manque, et avoir établi peu de contacts sociaux à Ottawa. Vous notez plusieurs facteurs de risque de DPP, y compris des antécédents de dépression, une situation de stress récente (déménagement à Ottawa), un manque de soutien social et un accouchement difficile.

Après avoir discuté avec la cliente, vous décidez d'administrer l'EPDS. Elle obtient un pointage total de 16, et un pointage de 2 au point 10 (pensées autodestructrices). Sachant que ce pointage indique une dépression probable, accompagnée d'un risque de suicide, vous communiquez avec son médecin de famille qui l'aiguille d'urgence vers un psychiatre. Entre-temps, vous vous assurez que Maryann ne sera pas seule, ou seule avec son bébé.

Vous prenez contact avec Maryann le lendemain et apprenez que le psychiatre a diagnostiqué une DPP. Il a aussi rappelé à Maryann que ses antidépresseurs l'avaient beaucoup aidée par le passé, lui en a prescrit de nouveaux et a fixé avec elle des rencontres hebdomadaires de suivi. Vous encouragez Maryann à prendre ses médicaments et à voir son psychiatre de façon régulière. Vous lui suggérez aussi de s'inscrire à un groupe de soutien aux mères atteintes de DPP de la région.

STRATÉGIES ET RECOMMANDATIONS

- L'EPDS peut être un outil utile d'évaluation préliminaire du risque de suicide (une évaluation plus poussée est requise quand la cliente a un pointage supérieur à zéro au point 10). Consultez les pages 64 à 65 pour obtenir davantage d'information sur l'évaluation du risque de suicide. Dans le cas de Maryann, il était nécessaire d'aiguiller d'urgence la cliente vers des services d'évaluation.
- Des tendances suicidaires sont souvent un marqueur de dépression grave exigeant un traitement médical. Le fait que Maryann ait bien réagi aux antidépresseurs par le passé aide à déterminer quel traitement entreprendre.
- Maryann a un soutien limité. Encouragez-la à établir un réseau de soutien dans sa nouvelle collectivité. Acheminez-la vers un groupe de soutien aux femmes atteintes de DPP qui pourrait servir de complément à son traitement médical. Si votre collectivité n'offre pas de tel groupe, songez à lui proposer une forme de soutien téléphonique ou par Internet.
- Lorsque vous aiguillez une cliente vers un **médecin de famille** ou un psychiatre, faites un suivi pour vous assurer qu'elle s'est présentée à son rendez-vous et qu'un professionnel de la santé approprié a élaboré un plan de traitement.

4e cas : Susan

Depuis la naissance de son fils il y a cinq jours, Susan préoccupe de plus en plus sa famille. Son partenaire a communiqué avec votre bureau de santé publique pour vous faire part de ses craintes.

Peu après son accouchement, Susan semblait follement heureuse. Depuis, cependant, elle passe du bonheur aux larmes incontrôlables en l'espace de quelques heures. Elle devient de plus en plus irritable, et se dispute avec sa mère et son mari, ce qui ne lui ressemble pas du tout. Elle est brusque avec les gens et ne semble pas se formaliser de les blesser.

Susan n'a pas beaucoup dormi depuis l'accouchement ; elle prétend que cela n'est pas nécessaire et qu'elle n'a jamais eu tant d'énergie. Elle fait le ménage au milieu de la nuit et saute d'une corvée à l'autre sans jamais finir ce qu'elle entreprend. Sa famille n'arrive plus à discuter avec elle, tant elle fait du coq-à-l'âne, et certains de ses propos ne sont plus cohérents.

QUESTIONS À POSER

- La famille de Susan a-t-elle remarqué chez elle des comportements inhabituels ? Susan a-t-elle exprimé des croyances étranges ?

Selon son partenaire, Susan a commencé à placer les jouets du bébé dans son berceau de façon à ce qu'ils lui fassent tous face. Elle dit que cela le protégera des dangers éventuels. Elle s'en prend violemment à quiconque essaie de déplacer les jouets et n'entend rien lorsqu'on lui dit que son comportement est déraisonnable. Susan croit que certaines personnes pourraient faire du tort au bébé parce qu'elles savent qu'il est exceptionnel. Elle compte rédiger un livre sur l'éducation des enfants et sait qu'il fera fureur sur la scène internationale.

STRATÉGIES ET RECOMMANDATIONS

- Susan présente des signes avant-coureurs importants de **psychose**: des comportements étranges qui ne lui ressemblent pas, des sautes d'humeur et des croyances que les gens ne partagent pas et dont ils ne peuvent la dissuader.
- Susan doit être aiguillée d'urgence vers un psychiatre à des fins d'évaluation. Vous ne devriez pas la laisser seule, ou seule avec son bébé, avant que le psychiatre ait déterminé si elle souffre d'une psychose du post-partum. Il pourrait être utile de trouver une amie ou un membre de la famille qui accepterait de s'occuper du bébé. Vous pouvez communiquer avec les services de protection de l'enfance si vous croyez que le bébé est toujours en danger, bien que cela arrive rarement.
- Susan devra peut-être être admise dans un hôpital psychiatrique. Elle devra probablement entreprendre un traitement médicamenteux (p. ex. psychorégulateurs ou antipsychotiques). Les fournisseurs de services devraient effectuer un suivi pour s'assurer qu'elle reçoit un traitement approprié et que sa famille connaît la nature de sa maladie et le traitement proposé.

5e cas : Ghaada

Ghaada a récemment immigré au Canada de l'Asie du Sud avec son mari, Jameel. Il y a trois semaines, elle a donné naissance à son premier enfant, une petite fille en pleine santé. Elle a 22 ans et n'a aucune famille au pays. Même si son mari tente de l'aider, elle s'occupe essentiellement seule du bébé. Elle est souvent débordée et ne trouve pas le temps de manger ou de dormir. Il lui arrive aussi de pleurer et de douter de sa capacité d'être une bonne mère. Elle ne s'attendait pas à ce que la maternité soit si difficile et pensait plutôt que son bébé la comblerait. Elle ne parle pas de ses difficultés avec son mari et tente de garder la maison comme elle le faisait auparavant.

QUESTIONS À POSER

- Si vous habitiez dans votre pays d'origine, les circonstances entourant la naissance de votre enfant seraient-elles bien différentes ?

Ghaada explique que dans son pays, la grand-mère maternelle du bébé et les autres femmes de la famille offrent à la nouvelle mère un soutien pendant 40 jours. Ces femmes lui manquent et elle pense n'avoir personne au Canada qui puisse les remplacer.

Vous expliquez à Ghaada qu'elle est peut-être atteinte de DPP. Elle est étonnée et affirme qu'aucune femme dans sa famille n'a jamais souffert de DPP. Elle ajoute que ses émotions sont normales et qu'elle n'aurait pas tant de difficultés si sa mère habitait avec elle. Elle vient d'ailleurs de consulter son pédiatre, qui n'a pas fait mention de DPP. Elle se préoccupe de ce que son mari et sa famille penseraient d'un tel diagnostic.

STRATÉGIES ET RECOMMANDATIONS

- Ghaada craint la **stigmatisation**, surtout de la part des membres de sa famille. Vous pourriez probablement l'aider en offrant à Ghaada et à sa famille des renseignements sur la DPP, de préférence dans leur langue maternelle. Expliquez-leur que la DPP est un trouble médical comme un autre, qui peut nécessiter un traitement.
- Si les symptômes de Ghaada durent deux semaines ou plus, un médecin devrait l'évaluer pour déterminer si elle requiert un traitement. Quoi qu'il en soit, vous devriez effectuer un suivi pour vous assurer qu'elle reçoit des soins appropriés et que ses symptômes ne s'aggravent pas.
- Ghaada pourrait aussi subir un stress lié à son adaptation à une nouvelle culture à un moment qui revêt un sens important dans son pays d'origine. Encouragez-la à profiter de l'occasion pour rencontrer des nouvelles mères issues de sa propre culture (p. ex. groupes d'entraide).

6e cas : Linda

Linda est une mère de 35 ans qui vient de donner naissance à un fils. Elle a deux autres enfants âgés de six et trois ans. Linda, son mari Scott et leurs enfants habitent une ferme du Sud-Ouest de l'Ontario. Linda voit rarement sa famille, qui habite l'Ouest du pays, mais parle souvent à sa sœur par téléphone. Sa belle-famille habite à proximité, mais Linda entretient avec elle des rapports difficiles depuis son mariage, il y a huit ans.

Linda se sent déprimée depuis deux semaines et pleure souvent pour des raisons qui lui échappent. Elle compose difficilement avec les besoins de ses enfants et perd facilement son calme. Linda se préoccupe de ces sentiments, qu'elle n'a pas éprouvés après la naissance de ses deux autres enfants. Scott et sa famille ont constaté des changements dans son humeur et niveau d'énergie, et critiqué son incapacité à s'occuper adéquatement de la maison, du bébé et des repas.

Durant une visite à domicile de routine, vous remarquez que Linda semble épuisée et débraillée. Elle répond à vos questions par un « oui » ou un « non », et semble peu disposée à parler de ce qu'elle ressent. Vous reconnaissez qu'elle vit peut-être certaines difficultés et décidez de poser davantage de questions.

QUESTIONS À POSER

- Ayant constaté l'apparence épuisée de Linda, vous mentionnez qu'elle a l'air fatiguée et lui demandez si elle dort bien (le fait de parler de symptômes physiques peut parfois mener à une discussion sur des symptômes psychologiques de dépression).
- Vous demandez des précisions sur son réseau de soutien: A-t-elle de l'aide pour s'occuper des enfants ? A-t-elle quelqu'un à qui parler ?

Linda admet qu'elle n'arrive pas à dormir depuis plusieurs semaines. Elle se tourne et se retourne dans son lit, même quand tous les enfants dorment. Lorsque vous lui demandez si elle a remarqué d'autres changements dans son comportement, elle dit se sentir à bout et avoir peu de patience avec ses enfants.

Lorsque vous l'interrogez à propos de son réseau de soutien, Linda vous apprend qu'elle s'occupe seule de ses enfants. Elle a tenté de parler de ses sentiments à Scott, mais il fait fi de ses préoccupations et refuse de l'aider à s'occuper du bébé. Puisque sa belle-famille a toujours critiqué sa façon d'élever ses enfants, Linda n'est pas prête à leur demander du soutien. Elle entretient de bons rapports avec sa sœur, mais n'a pas le temps ni l'énergie ces jours-ci de discuter avec elle par téléphone, comme elle le faisait auparavant.

QUESTIONS SUPPLÉMENTAIRES

- Compte tenu du peu de soutien offert par Scott, vous demandez à Linda si elle et Scott ont déjà eu des conflits par le passé. Vous voulez surtout savoir si Scott était disposé à l'aider à s'occuper des autres enfants lorsqu'ils sont nés.

À force de persévérer et de rassurer Linda sur le caractère confidentiel de votre conversation, vous arrivez à savoir que le couple avait des conflits bien avant la naissance du bébé. Linda fait état de difficultés de communication croissantes, en ajoutant que Scott passe de longues heures à l'extérieur de la maison et très peu de temps avec elle et les enfants. Elle attribue la situation à sa propre relation tendue avec sa belle-famille.

Lorsque vous la questionnez davantage, Linda révèle que son humeur a commencé à changer il y a environ six mois; elle avait eu une dispute grave avec Scott, qui avait quitté la maison pendant quelques jours. Elle laisse entendre que sa dernière grossesse n'était pas prévue, et qu'elle avait peut-être aggravé leurs conflits.

STRATÉGIES ET RECOMMANDATIONS

- Bien que les difficultés de Linda surviennent en contexte de post-partum, vos discussions vous portent à croire qu'elles sont probablement dues à des conflits relationnels. Son manque de soutien émotif et pratique contribue vraisemblablement à son sentiment d'isolement, puisqu'elle n'a personne à qui parler de ses difficultés. Les conflits relationnels de Linda et le peu de soutien dont elle bénéficie seraient des cibles d'intervention appropriées.
- Un counseling (individuel ou de couple, de préférence) pourrait aider à résoudre certains des problèmes affectant la relation du couple. Selon les ressources financières de Linda, songez à l'aiguiller vers des services de counseling dans une collectivité avoisinante.
- Pour aider Linda à obtenir le soutien dont elle a besoin:
  - Suggérez-lui de rétablir la communication avec sa sœur, qui lui a apporté un bon soutien émotif par le passé. Un horaire structuré d'appels (p. ex. une fois par semaine à un moment prédéterminé) aiderait peut-être Linda à reprendre confiance en sa capacité de faire appel à sa sœur. Si possible, encouragez-la à rendre également visite à sa sœur, ou vice-versa, dans l'espoir que cela lui remonte le moral.
  - Suggérez-lui de prendre contact avec les ressources offertes aux mères dans sa collectivité (p. ex. haltes-garderies ou programmes à la bibliothèque) afin d'élargir son réseau de soutien. Si elle n'a pas accès à de tels programmes, elle pourrait peut-être profiter de soutien offert par téléphone ou Internet dans les collectivités avoisinantes.
  - Encouragez-la à identifier des gens de la région qui lui ont déjà offert du soutien ou qui seraient prêts à l'aider. Rappelez-lui qu'elle peut tout simplement demander à ces personnes si elles peuvent remplir certaines tâches particulières (p. ex. s'occuper des enfants un après-midi pendant qu'elle se rend chez le médecin) sans leur dévoiler la raison pour laquelle elle a besoin de soutien.
  - Effectuez un suivi auprès de Linda pour savoir si vos recommandations lui ont été utiles et si elle a besoin d'aide supplémentaire.

11
Récits de femmes s'étant rétablies de la DPP

Roxanne

J'avais ignoré les signes précurseurs de ma mauvaise relation avec mon copain, car j'étais persuadée qu'il valait mieux être avec quelqu'un – n'importe qui – que d'être seule, surtout à 29 ans. J'avais toujours rêvé de la vie de couple et voulais désespérément mettre au monde un enfant. J'avais, comme on dit, la « fibre maternelle », et ce, dès mon plus jeune âge.

Lorsque je suis devenue enceinte accidentellement, j'étais déterminée à garder l'enfant, même si je sortais avec mon copain depuis quelques mois seulement. Mais j'avais peur. Je ne voulais pas que mon enfant grandisse sans parents, comme moi.

Ce sont mes grands-parents qui m'ont élevée dès l'âge de sept mois, même si ma mère et mon père avaient gardé mon frère. Je suis née à Ottawa de parents d'origine guyanaise. Ce n'est qu'à cinq ans que j'appris qui était mon père. Bien plus tard, j'ai su qu'il avait eu douze enfants avec six femmes différentes.

Comme vous pouvez l'imaginer, j'ai grandi en me sentant rejetée de mes parents et en ayant l'impression d'avoir été reléguée chez mes grands-parents. Je ne voulais pas que ma fille grandisse sans ses deux parents. J'ai donc essayé de faire fonctionner ma relation amoureuse.

Trois mois avant d'accoucher, j'ai emménagé avec mon copain, en même temps que s'installait une petite dépression. Il ne cessait de m'abaisser et m'empêchait de parler avec mes amis masculins et de m'adonner aux activités qui me plaisaient avant de le rencontrer, comme les voyages. Il est devenu très méfiant et doutait même d'être le père de l'enfant. J'ai commencé tranquillement à perdre mon identité et à devenir sa marionnette.

Après mon accouchement à l'hôpital, j'ai appelé en larmes une amie. Mes hormones étaient complètement détraquées. Je stressais à l'idée de perdre le peu de contrôle qu'il me restait sur ma vie – au plan de ma carrière et de mes aspirations. Je prenais conscience que si les choses ne s'arrangeaient pas avec mon copain, je me retrouverais seule. Devenir mère célibataire n'avait jamais fait partie de mes plans d'avenir. En tant que Canadienne de couleur de première génération, je comprenais l'importance d'alléger le fardeau des générations futures. Je voulais offrir à mon enfant une base solide, une sécurité financière et une bonne éducation. Je sentais que je ne pourrais pas lui offrir tout cela avec mon copain actuel.

La naissance de ma fille m'apprenait une leçon de taille sur la responsabilité parentale. Bien que je l'aimais, je ne trouvais pas mon rôle de mère facile. Mon copain ne m'aidait jamais, et je ne pouvais pas compter sur ma mère ni sur ma famille. Mes amies n'avaient pas d'enfants, alors je me sentais vraiment isolée. Ma vie tournait autour de la maternité et des tâches domestiques. Si j'allais faire une promenade avec ma fille, mon copain m'accusait d'aller parader notre enfant dans les rues.

Dès la naissance de ma fille, mon copain est devenu de plus en plus violent. Il partait tôt le matin et ne revenait que tard, s'attendant à ce que le souper soit prêt. Il me lançait des objets par la tête et avait commencé à retirer de l'argent de mon compte de banque pour, j'en avais bien peur, se procurer de la drogue.

Je devais, pour le bien de mon enfant, stabiliser ma santé mentale. J'ai peint une partie de notre appartement au sous-sol en jaune vif pour me remonter le moral et me redonner de l'énergie. Mais ma dépression s'accentuait. Je ne faisais plus attention à mon apparence et passais même des jours sans me doucher. Mon copain ne semblait même pas s'en apercevoir ou s'en préoccuper. Et s'il l'a remarqué, il ne m'en a jamais rien dit.

Un bon matin, je suis allée avec ma fille rendre visite au médecin qui l'avait accouchée. Rendue à l'hôpital, j'ai remarqué sur un comptoir des dépliants jaunes affichant une marguerite sur la couverture. Ils annonçaient des refuges pour femmes et les démarches à faire si elles se croyaient victimes d'abus. Bien entendu, je n'étais pas prête à admettre que j'étais une de ces femmes, mais j'étais consciente que les mauvais traitements allaient en s'empirant.

Je ne sais comment, mais j'ai trouvé la force d'appeler un de ces refuges pour m'informer de leur fonctionnement, et deux jours avant le premier anniversaire de ma fille, nous abandonnions notre appartement, laissant derrière le père naturel de ma fille. Nous avons habité au refuge pendant trois mois.

Au cours de ce séjour, mon médecin de famille m'a recommandé à une excellente psychiatre qui m'a aidée à comprendre que j'avais enduré une relation empoisonnante. Les personnes que je connais d'origine antillaise ou latino-américaine ne cherchent pas à se faire traiter et ignorent les problèmes mentaux en raison de la connotation négative associée à la consultation d'un psychothérapeute ou d'un psychiatre. Elles ne veulent pas se faire qualifier de personne pour qui « ça ne tourne pas rond ». Et nombre d'entre elles s'en remettent à la miséricorde de Dieu. Même si j'avais des réticences à consulter un thérapeute – je ne voulais pas qu'on me considère comme une folle ou une mauvaise mère – je savais que je devais faire quelque chose pour améliorer ma vie.

Au bout de quelques séances avec ma psychiatre, je me suis rendu compte que je devais me séparer de mon copain. C'était la seule solution saine. Cette décision nous a apporté à moi et à ma fille un cadeau inestimable: la tranquillité d'esprit. Ma psychiatre m'a demandé si je désirais prendre des médicaments pour alléger ma dépression, mais j'ai opté plutôt pour des produits naturels. J'ai trouvé des gouttes à base de plantes qui m'ont aidée à rééquilibrer mes hormones. Ma foi en mes capacités et le fait que je crois que Dieu m'a mise sur terre pour apporter ma contribution à la société me donnaient la force de continuer. Je devais aussi donner l'exemple à ma fille. Pendant mon séjour au refuge, j'ai commencé à écrire et à produire bénévolement des émissions pour une chaîne de télévision communautaire. Le fait de reprendre mon travail me faisait oublier tous les aspects négatifs de ma vie.

Je savais que je n'étais pas la première femme à traverser ce genre d'épreuves des plus pénibles et que je ne serais pas la dernière non plus. Mais je ne voulais pas faire partie des personnes qui ne s'en sortent pas. Au refuge, j'ai rencontré des femmes de diverses origines ethniques qui avaient été victimes d'abus et de dépression. Je voulais réussir à surmonter mes problèmes, non seulement pour moi, mais aussi pour venir en aide à celles qui vivaient des situations semblables. Pour ce faire, j'ai dû me fixer moi-même des normes sur la façon dont je voulais vivre. Mon rôle en tant que mère est d'aspirer à toujours m'améliorer: donner à ma fille le meilleur exemple qui soit.

Je ne suis plus dépressive aujourd'hui et j'essaie de conserver un regard positif sur la vie en poursuivant des activités artistiques et des études.

Sheri

J'essaie généralement de voir la vie le plus positivement possible. Lorsque les mauvais jours se présentent, je me dis que je dois avoir quelque chose à en tirer. Les gens me disent souvent que j'ai l'air heureuse : « Quand on te parle, les choses ne nous semblent plus aussi noires. »

Les gens seraient surpris d'apprendre que j'ai eu une dépression du post-partum (DPP). En fait, j'ai connu trois épisodes de DPP, un pour chacun de mes enfants qui ont aujourd'hui, trois, neuf et dix ans. J'ai dû négocier ces trois épisodes durant mon bac en biologie, mes études en technologie de laboratoire et pendant que je travaillais à titre de technologiste médicale.

Ma première expérience a été la pire. Je ne savais pas ce qui se passait. Je souffrais d'insomnie, j'étais désespérée, je pleurais sans arrêt, j'affichais des comportements compulsifs et je n'avais plus d'appétit.

Au début, ma fille était grincheuse de 18 h à 1 h du matin. Avec les mois, cela durait moins longtemps, alors j'en profitais pour faire la vaisselle et le ménage avant d'aller me coucher. Puis, au moment de me mettre au lit, je commençais à énumérer toutes les choses à faire le lendemain : lessive, repassage, souper du lendemain, couture, etc. La liste n'en finissait pas et la même crainte me hantait : si je n'arrive pas à tout faire, ma vie va s'écrouler. À peine deux heures plus tard, à 4 h 30, ma fille me réveillait pour son boire. Je ne demandais pas l'aide de mon mari, car il devait aller travailler plus tard. Je me chargeais donc du boire, puis recouchais la petite. Il était alors 5 h 30 et je recommençais avec ma liste... Je finissais par m'endormir à 6 h 30, pour me réveiller à 8 h. Une autre journée commençait.

Fatiguée, je m'évertuais à accomplir toutes les corvées de la liste. Si les choses n'allaient pas comme prévu (ce qui est souvent le cas avec de jeunes enfants), je m'énervais et me mettais en colère. Puis venait la culpabilité. Comment pouvais-je me mettre dans un tel état pour une si petite chose ? J'éclatais alors en sanglots et rêvais de m'enfuir. Je n'aimais pas le tour que prenait ma vie. Personne ne semblait m'aimer ni vouloir m'aider. Puis, tout semblait se calmer pour un temps ; je redevenais enjouée et me remettais à mes listes. C'était un cycle qui se répétait quatre ou cinq fois par jour.

J'ai dit à mon mari que personne ne s'intéressait à ce qui m'arrivait. Il m'a répondu que j'avais besoin d'aide. Puis un jour – ma fille avait trois mois –, je me suis mise à crier après mon mari parce qu'il avait laissé la télécommande à quelques centimètres d'où, selon moi, il aurait dû la ranger. C'est à ce moment-là que j'ai senti que quelque chose n'allait pas.

Un mois plus tard, chez le médecin, lors du rendez-vous de ma fille, je lui ai demandé des renseignements sur la DPP. Le médecin m'a posé quelques questions, puis m'a remis quelques échantillons d'antidépresseurs. Quelques semaines plus tard, je me portais à merveille. Je dormais mieux. J'étais redevenue la même personne amusante et aimante d'avant. Je savourais mes moments avec ma fille et j'aimais la voir grandir.

Puis, lors d'une autre visite chez le médecin, on m'a dit (à tort, mais je ne devais le découvrir que plus tard) que je ne pouvais pas prendre d'antidépresseurs pendant l'allaitement. Je me suis alors mise à prendre toutes sortes de médicaments jusqu'à ce que finalement, sur les conseils du programme Motherisk, je me remette aux antidépresseurs d'origine. J'ai pris ce médicament jusqu'à ce que ma fille ait un an, puis j'ai diminué la dose graduellement. Pendant cette période, j'ai formé un groupe de soutien avec des femmes du coin. Nous avons découvert que plusieurs d'entre nous avions vécu des expériences semblables de DPP, ce qui nous a rapprochées davantage. Encore aujourd'hui, nous continuons à nous rencontrer.

Lors de ma deuxième grossesse, je me suis demandée si je sombrerais encore dans une dépression. Je me suis dit que si la DPP devait réapparaître, je serais prête. Je commencerais par me soigner avec des moyens naturels. Je m'occuperais de moi : dormir, faire de l'exercice et sortir de la maison le plus possible.

Cette grossesse fut très stressante. Mes deux grands-mères sont décédées, et le cousin de mon mari est mort noyé en faisant de la pêche sur glace. Le stress a eu le dessus et j'ai accouché prématurément à 35 semaines. Pendant l'accouchement, mon travail s'est arrêté brusquement, et une échographie a montré que le cordon ombilical était enroulé plusieurs fois autour du cou du bébé. Après maintes délibérations, j'ai opté pour une césarienne pour que mon bébé soit entouré des meilleurs soins en cas de complications.

Ma seconde fille est née en pleine santé, malgré quelques bleus au cou. Trois jours plus tard – moment où se déclare le blues du post-partum – je me suis réveillée avec l'impression que mon cœur allait sortir de ma poitrine. Je tremblais comme une feuille et je respirais avec peine. J'ai convaincu l'infirmière de renvoyer ma fille à la pouponnière, parce que je n'étais pas en état de prendre soin d'elle. J'ai appelé mon mari, mais il ne pouvait pas venir, devant s'occuper de l'aînée. Ce n'est que des années plus tard que je me suis rendu compte avoir vécu une crise de panique.

Après cette crise, j'ai essayé de ne pas m'en faire et de récupérer de la chirurgie. Mais la semaine suivante, le même manège a repris : insomnie, crises d'irritabilité, éclats de colère, pleurs et désespoir. Je tentais d'y faire face en sortant avec les enfants, en les emmenant au parc, mais ça ne marchait pas très bien. Trois semaines plus tard, je retournais chez le médecin et demandais de reprendre les antidépresseurs qui m'avaient tant aidée la première fois. Après deux semaines, j'étais revenue à la normale et je prenais plaisir au tourbillon de la maternité.

Lors de ma troisième grossesse, j'ai senti les premiers signes de dépression alors que j'étais enceinte d'à peine six semaines. J'ai essayé d'ignorer les symptômes, ne sachant pas que la dépression pouvait se déclarer durant la grossesse. Au cinquième mois de grossesse, je prenais des médicaments à base de plantes médicinales. Puis, je suis passée aux antidépresseurs, trois semaines suivant mon accouchement.

Comme ma fille est née en décembre et que mes autres filles étaient à l'école, je pouvais me reposer durant la journée pendant qu'elle dormait. Les choses se sont bien passées jusqu'à l'été. Au début, j'adorais avoir mes filles à la maison. Ces moments sont parmi mes souvenirs les plus mémorables. Puis, soudainement, j'ai senti que ma vie m'échappait. Le médecin a augmenté mon dosage jusqu'à ce que je retourne travailler. Depuis, en raison d'effets secondaires, j'ai changé d'antidépresseur. Il m'arrive de me sentir anxieuse de temps à autre, mais j'ai maintenant des stratégies d'adaptation pour y faire face.

Je vous ai raconté mes différentes expériences avec la DPP. Avec le recul, je sais maintenant que si moi-même et mon entourage avions mieux été informés sur la DPP, l'expérience aurait été moins pénible. Tous les gens qui travaillent auprès des nouvelles mères devraient être sensibilisés à la DPP : les infirmières, les médecins, les sages-femmes, les doulas et les éducatrices de la petite enfance. Notre rythme de vie est effréné, mais nous devons ralentir pour prendre soin de nos enfants et de notre famille. Nous pouvons prévenir bien des souffrances en étant bien renseignés sur la PDD. Les nouvelles mères qui sont aux prises avec la dépression peuvent alors être identifiées et traitées.

En parlant de la DPP, j'espère mieux informer les gens sur cette maladie.

Bibliographie

ABRAMOWITZ, J.S., S.A. SCHWARTZ et K.M. MOORE. « Obsessional thoughts in postpartum females and their partners: Content, severity and relationship with depression », *Journal of Clinical Psychology in Medical Settings*, vol. 10 (2003), p. 157-164.

AHOKAS, A., J. KAUKORANTA, K. WAHLBECK et M. AITO. « Estrogen deficiency in severe postpartum depression: Successful treatment with sublingual physiologic 17beta-estradiol: A preliminary study », *Journal of Clinical Psychiatry*, vol. 62, n° 5 (2001), p. 332-336.

ALTSHULER, L.L., L.S. COHEN, M.L. MOLINE, D.A. KAHN, D. CARPENTER, D. et J.P. DOCHERTY. « The expert consensus guideline series: Treatment of depression in women », *Postgraduate Medical Journal* (mars 2001), p. 1-107.

AMATO, P.R. « Urban-rural differences in helping friends and family members », *Social Psychology Quarterly*, vol. 56 (1993), p. 249-262.

AMERICAN ACADEMY OF PEDIATRICS COMMITTEE ON DRUGS (2001). « The transfer of drugs and other chemicals into human milk », *Pediatrics*, vol. 108, n° 3 (2001), p. 776-789.

AMERICAN PSYCHIATRIC ASSOCIATION. *Manuel Diagnostique et statistique des Troubles mentaux*, 4e édition, texte révisé (2000). Traduction française par J.D. Guelfi et al., Masson (2003).

APPLEBY, L., G. KOREN et D. SHARP. « Depression in pregnant and postnatal women: An evidence-based approach to treatment in primary care », *British Journal of General Practice*, vol. 49 (1999), p. 780-782.

APPLEBY, L., R. WARNER, A. WHITTON et B. FARAGHER. « A controlled study of fluoxetine and cognitive behavioural counselling in the treatment of postnatal depression », *British Medical Journal*, vol. 314, n° 7085 (1997), p. 932-936.

AREIAS, M.E.G., R. KUMAR, H. BARROS et E. FIGUEIREDO. « Correlates of postnatal depression in mothers and fathers », *British Journal of Psychiatry*, vol. 196, n° 1 (1996), p. 36-41.

ARENDT, M. et A. ELKLIT. « Effectiveness of psychological debriefing », *Acta Psychiatrica Scandinavica*, vol. 104, n° 6 (2001), p. 423-437.

ARMSTRONG, K.L., J.A. FRASER, M.R. DADDS et J. MORRIS. « A randomized, controlled trial of nurse home visiting to vulnerable families with newborns », *Journal of Paediatrics & Child Health*, vol. 35, n° 3 (1999), p. 237-244.

ARMSTRONG, K.L., J.A. FRASER, M.R. DADDS et J. MORRIS. « Promoting secure attachment, maternal mood and child health in a vulnerable population: A randomized controlled trial », *Journal of Paediatrics & Child Health*, vol. 36, n° 6 (2000), p. 555-562.

ASTBURY, J., S. BROWN, J. LUMLEY et R. SMALL. « Birth events, birth experiences and social differences in postnatal depression », *Australian & New Zealand Journal of Public Health*, vol. 18 (1994), p. 176-184.

AUSTIN, M. et J. LUMLEY. « Antenatal screening for postnatal depression: A systematic review », *Acta Psychiatrica Scandinavica*, vol. 107, n° 1 (2003), p. 10-17.

BARBARA, A. et F. DOCTOR. *Asking the Right Questions 2: Talking with Clients about Sexual Orientation and Gender Identity in Mental Health, Counselling and Addiction Settings*, Toronto, Centre de toxicomanie et de santé mentale, 2004.

BARCLAY, L. et D. KENT. « Recent immigration and the misery of motherhood: A discussion of pertinent issues », *Midwifery*, vol. 14 (1998), p. 4-9.

BECK, C. T. « Teetering on the edge: A substantive theory of postpartum depression », *Nursing Research*, vol. 42, n° 1 (1993), p. 42-48.

BECK, C. T. « A meta-analysis of predictors of postpartum depression », *Nursing Research*, vol. 45 (1996), p. 297-303.

BECK, C.T. « Predictors of postpartum depression: An update », *Nursing Research*, vol. 50 (2001), p. 275-285.

BECK, C.T. et R.K. GABLE. « Postpartum Depression Screening Scale: Development and psychometric testing», *Nursing Research*, vol. 49, n° 5 (2000), p. 272-282.

BECK, C.T. et R.K. GABLE. « Comparative analysis of the performance of the Postpartum Depression Screening Scale with two other depression instruments », *Nursing Research*, vol. 50, n° 4 (2001a), p. 242-250.

BECK, C.T. et R.K. GABLE. « Further validation of the Postpartum Depression Screening Scale », *Nursing Research*, vol. 50, n° 3 (2001b), p. 155-164.

BENNETT, H.A., A. EINARSON, A. TADDIO, G. KOREN et T.R. EINARSON. « Prevalence of depression during pregnancy: Systematic review », *Obstetrics & Gynecology*, vol. 103, n° 4 (2004), p. 698-709.

BLOCH, M., P.J. SCHMIDT, M. DANACEAU, J. MURPHY, L. NIEMAN et D.R. RUBINOW. « Effects of gonadal steroids in women with a history of postpartum depression », *American Journal of Psychiatry*, vol. 157 (2000), p. 924-930.

BOYCE, P.M. et A.L. TODD. « Increased risk of postnatal depression after emergency caesarean section », *Medical Journal of Australia*, vol. 157 (1992), p. 172-174.

BRADLEY, K.A., J. BOYD-WICKIZER, S.H. POWELL et M.L. BURMAN. « Alcohol screening questionnaires in women: A critical review », *Journal of the American Medical Association*, vol. 280 (1998), p. 166-171.

BRENNAN, P.A., R. LE BROCQUE et C. HAMMEN. « Maternal depression, parent-child relationships, and resilient outcomes in adolescence », *Journal of the American Academy of Child & Adolescent Psychiatry*, vol. 42 (2003), p. 1469-1477.

BROCKINGTON, I.F. et A. COX-ROPER. « The nosology of puerperal mental illness », dans *Motherhood and Mental Illness 2: Causes and Consequences*, sous la direction de I.F. Brockington et R. Kumar, Londres, Wright, 1988, p. 86-97.

BROWN, S. et J. LUMLEY. « Physical health problems after childbirth and maternal depression at six to seven months postpartum », *British Journal of Obstetrics & Gynaecology*, vol. 107, n° 10 (2000), p. 1194-1201.

BRUGHA, T.S., S. WHEATLEY, N.A. TAUB, A. CULVERWELL, T. FRIEDMAN, P. KIRWAN, D.R. JONES et D.A. SHAPIRO. « Pragmatic randomized trial of antenatal intervention to prevent post-natal depression by reducing psychosocial risk factors », *Psychological Medicine*, vol. 30, nº 6 (2000), p. 1273-1281.

BUIST, A. et H. JANSON. « Childhood sexual abuse, parenting and postpartum depression-a 3-year follow-up study », *Child Abuse & Neglect*, vol. 25 (2001), p. 909-921.

BUIST, A., D. WESTLEY et C. HILL. « Antenatal prevention of postnatal depression », *Archives of Women's Mental Health*, vol. 1 (1999), p. 167-173.

CADMAN, D., L., CHAMBERS, W., FELDMAN et D., SACKETT. « Assessing the effectiveness of community screening programs », *Journal of the American Medical Association*, vol. 251, nº 12 (1984), p. 1580-1585.

CALLAHAN, C.M., R.S. DITTUS et W.M. TIERNEY. « Primary care physicians' medical decision making for late-life depression », *Journal of General Internal Medicine*, vol. 11, nº 4 (1996), p. 218-225.

CALLAHAN, C.M., H.C. HENDRIE, R.S. DITTUS, D.C. BRATER, S.L. HUI et W.M. TIERNEY. « Improving treatment of late life depression in primary care: A randomized clinical trial », *Journal of the American Geriatric Society*, vol. 42, nº 8 (1994), p. 839-846.

CHAAYA, M., O.M. CAMPBELL, F. EL KAK, D. SHAAR, H. HARB et A. KADDOUR. « Postpartum depression: Prevalence and determinants in Lebanon », *Archives of Women's Mental Health*, vol. 5 (2202), p. 65-72.

CHABROL, H., F. TEISSEDRE, J. ARMITAGE, M. DANEL et V. WALBURG. « Acceptability of psychotherapy and antidepressants for postnatal depression among newly delivered mothers », *Journal of Reproductive & Infant Psychology*, vol. 22, nº 1 (2004), p. 5-12.

CHABROL, H., F. TEISSEDRE, M. SAINT-JEAN, N. TEISSEYRE, B. ROGE et E. MULLET. « Prevention and treatment of post-partum depression: A controlled randomized study on women at risk », *Psychological Medicine*, vol. 32, nº 6 (2002), p. 1039-1047.

CHEN, C.H., H.Y. WU, Y.F. TSENG, F.H. CHOU et S.Y. WANG. « Psychosocial aspects of Taiwanese postpartum depression phenomenological approach: A preliminary report », *Kao-Hsiung i Hsueh Ko Hsueh Tsa Chih (Journal des sciences médicales de Kaohsiung)*, vol. 15, nº 1 (1999), p. 44-51.

CICCHETTI, D., F.A. ROGOSCH et S.L. TOTH. « Maternal depressive disorder and contextual risk: Contributions to the development of attachment insecurity and behavior problems in toddlerhood », *Developmental Psychopathology*, vol. 10, nº 2 (1998), p. 283-300.

COOPER P.J., L. MURRAY, A. WILSON et H. ROMANIUK. « Controlled trial of the short– and long-term effect of psychological treatment of post-partum depression: I. Impact on maternal mood », *British Journal of Psychiatry*, vol. 182 (2003), p. 412-419.

COX, J. et J. HOLDEN. *Perinatal Mental Health: A Guide to the Edinburgh Postnatal Depression Scale*, Londres, Gaskell, 2003.

COX, J.L., J.M. HOLDEN et R. SAGOVSKY. « Detection of postnatal depression. Development of the 10-item Edinburgh Postnatal Depression Scale », *British Journal of Psychiatry*, vol. 150 (1987), p. 782-786.

DALTON, K. « Progesterone or progestogens ? », *British Medical Journal*, vol. 2, nº 6046 (1976), p. 1257.

DALTON, K. « Postnatal depression and prophylactic progesterone », *British Journal of Family Planning*, vol. 19 (suppl.) (1994), p. 10-12.

DANACI, A.E., G. DINC, A. DEVECI, F.S. SEN et I. ICELLI. « Postnatal depression in Turkey: Epidemiological and cultural aspects », *Social Psychiatry & Psychiatric Epidemiology*, vol. 37 (2002), p. 125-129.

DANKNER, R., R.P. GOLDBERG, R.Z. FISCH et R.M. CRUM. « Cultural elements of postpartum depression: A study of 327 Jewish Jerusalem women », *Journal of Reproductive Medicine*, vol. 45 (2000), p. 97-104.

DEAN, C., N.R. DEAN, A. WHITE et W.Z. LIU. « An adoption study comparing the prevalence of psychiatric illness in women who have adoptive and natural children compared with women who have adoptive children only », *Journal of Affective Disorders*, vol. 34 (1995), p. 55-60.

DENNIS, C.L. « L'effet du soutien des pairs sur la dépression du post-partum: une étude pilote randomisée et contrôlée », *La revue canadienne de psychiatrie*, vol. 48 (2003a), p. 115-124.

DENNIS, C.L. « Peer support within a health care context: A concept analysis », *International Journal of Nursing Studies*, vol. 40, n° 3 (2003b), p. 321-332.

DENNIS, C.L. « Can we identify mothers at risk for postpartum depression in the immediate postpartum period using the Edinburgh Postnatal Depression Scale ? », *Journal of Affective Disorders*, vol. 78, n° 2 (2004a), p. 163-169.

DENNIS, C.L. « Prévention de la dépression du post-partum (1re partie): un examen des interventions biologiques », *La revue canadienne de psychiatrie*, vol. 49, n° 7 (2004b), p. 467-475.

DENNIS, C.L. « Prévention de la dépression du post-partum (2e partie): un examen critique des interventions non biologiques », *La revue canadienne de psychiatrie*, vol. 49, n° 8 (2004c), p. 526-538.

DENNIS, C.L. « Treatment of postpartum depression part 2: A critical review of non-biological interventions », *Journal of Clinical Psychiatry*, vol. 65 (2004d), p. 1252-1265.

DENNIS, C.L. et D. CREEDY. « Psychosocial and psychological interventions for preventing postpartum depression », *The Cochrane Database of Systematic Reviews*, n° 4 (2004).

DENNIS, C.L., P. JANSSEN et J. SINGER. « Identifying mothers at-risk for postpartum depression in the immediate postpartum period », *Acta Psychiatrica Scandinavica*, vol. 110 (2004), p. 338-346.

DENNIS, C.L. et D. STEWART. « Treatment of postpartum depression part 1: A critical review of biological interventions », *Journal of Clinical Psychiatry*, vol. 65 (2004), p. 1242-1251.

DOWRICK, C. « Does testing for depression influence diagnosis or management by general practitioners ? », *Family Practice*, vol. 12, n° 4 (1995), p. 461-465.

DUBOVSKY, S.L. et R. BUZAN. « Mood disorders », dans *Textbook of Psychiatry*, 3e éd., sous la direction de R.E. Hales, S.C. Yudofsky et J.A. Talbott, Washington, DC, American Psychiatric Press, 1999, p. 479-565.

EBERHARD-GRAN, M., A. ESKILD, K. TAMBS, S.O. SAMUELSEN et S. OPJORDSMOEN. « Depression in postpartum and non-postpartum women: Prevalence and risk factors », *Acta Psychiatrica Scandinavica*, vol. 106, n° 6 (2002), p. 426-433.

ELLIOTT, S.A. et T. LEVERTON. « Is the EPDS a magic wand ? 2. Myths and the evidence base », *Journal of Reproductive and Infant Psychology*, vol. 18, n° 4 (2000), p. 297-307.

ELLIOTT, S.A., T.J. LEVERTON, M. SANJACK, H. TURNER, P. COWMEADOW, J. HOPKINS et D. BUSHNELL. « Promoting mental health after childbirth: A controlled trial of primary prevention of postnatal depression », *British Journal of Clinical Psychology*, vol. 39 (Pt. 3) (2000), p. 223-241.

EPPERSON, C.N., M. TERMAN, J.S. TERMAN, B.H. HANUSA, D.A. OREN, K.S. PEINDL et K.L. WISNER. « Randomized clinical trial of bright light therapy for antepartum depression: Preliminary findings », *Journal of Clinical Psychiatry*, vol. 65, nº 3 (2004), p. 421-425.

EPSTEIN, R. « Lesbian families », dans *Voices: Essays on Canadian Families*, sous la direction de M. Lynn, Toronto, Nelson Canada, 2002, p. 76-102.

EVINS, G.G., J.P. THEOFRASTOUS et S.L. GALVIN. « Postpartum depression: A comparison of screening and routine clinical evaluation », *American Journal of Obstetrics & Gynecology*, vol. 182, nº 5 (2000), p. 1080-1082.

FERGERSON, S.S., D.J. JAMIESON et M. LINDSAY. « Diagnosing postpartum depression: Can we do better ? », *American Journal of Obstetrics & Gynecology*, vol. 186, nº 5 (2002), p. 899-902.

FONDATION DE LA RECHERCHE SUR LA TOXICOMANIE (Centre de toxicomanie et de santé mentale). *La majorité oubliée: Guide sur les questions de toxicomanie à l'intention des conseillers qui travaillent auprès des femmes*, Toronto, 1996, 225 p.

FORMAN, D.N., P. VIDEBECH, M. HEDEGAARD, J.D. SALVIG et N.J. SECHER. « Postpartum depression: Identification of women at risk », *British Journal of Obstetrics & Gynaecology*, vol. 107 (2000), p. 1210-1217.

GAGE, J.D. et R. KIRK. « Les nouveaux pères: perceptions de la préparation à faire pour devenir père », *Canadian Journal of Nursing Research*, vol. 34, nº 4 (2002), p. 15-24.

GAGNON, A.J., J. TUCK et L. BARKUN. « A systematic review of questionnaires measuring the health of resettling refugee women », *Health Care for Women International*, vol. 25 (2004), p. 111-149.

GAIR, S. « Distress and depression in new motherhood: Research with adoptive mothers highlights important contributing factors », *Child & Family Social Work*, vol. 4 (1999), p. 55-66.

GALLO, J.J., S. MARINO, D. FORD et J.C. ANTHONY. « Filters on the pathway to mental health care, II: Sociodemographic factors », *Psychological Medicine*, vol. 25 (1995), p. 1149-1160.

GIBSON, E. *Homicide in England and Wales, 1967-1971*, Londres, Pitman, 1982.

GLOVER, V., P. LIDDLE, A. TAYLOR, D. ADAMS et M. SANDLER. « Mild hypomania (the highs) can be a feature of the first postpartum week. Association with later depression », *British Journal of Psychiatry*, vol. 164, nº 4 (1994), p. 517-521.

GOODMAN, J.H. « Paternal postpartum depression, its relationship to maternal postpartum depression, and implications for family health », *Journal of Advanced Nursing*, vol. 45 (2004), p. 26-35.

GOODMAN, S.H. et I.H. GOTLIB. « Risk for psychopathology in the children of depressed mothers: A developmental model for understanding mechanisms of transmission », *Psychological Review*, vol. 106 (1999), p. 458-490.

GOPFERT M., J. WEBSTER et M.V. SEEMAN. *Parental Psychiatric Disorder: Distressed Parents and Their Families*, 2e éd., Cambridge, Cambridge University Press, 2004.

GORDON, R. et K. GORDON. « Social factors in prevention of postpartum emotional problems », *Obstetrics & Gynecology*, vol. 15, nº 4 (1960), p. 433-438.

GORMAN, L.L. *Prevention of Postpartum Depression in a High Risk Sample*, Iowa City, University of Iowa, 2001.

GRACE, S.L. « A review of Aboriginal women's physical and mental health status in Ontario », *Revue canadienne de santé publique*, vol. 94 (2003), p. 173-175.

GREGOIRE, A.J., R. KUMAR, B. EVERITT, A.F. HENDERSON et J.W. STUDD. « Transdermal oestrogen for treatment of severe postnatal depression », *Lancet*, vol. 347, n° 9006 (1996), p. 930-933.

GRIEPSMA, J., J. MARCOLLO, C. CASEY, F. CHERRY, E. VARY et V. WALTON. « The incidence of postnatal depression in a rural area and the needs of affected women », *Australian Journal of Advanced Nursing*, vol. 11 (1994), p. 19-23.

GUNN, J., J. LUMLEY, P. CHONDROS et D. YOUNG. « Does an early postnatal check-up improve maternal health: Results from a randomised trial in Australian general practice », *British Journal of Obstetrics & Gynaecology*, vol. 105, n° 9 (1998), 991-997.

HAMMEN, C. et P.A. BRENNAN. « Severity, chronicity, and timing of maternal depression and risk for adolescent offspring diagnoses in a community sample », *Archives of General Psychiatry*, vol. 60 (2003), p. 253-258.

HANNAH, P., D. ADAMS, A. LEE, V. GLOVER et M. SANDLER. « Links between early post-partum mood and post-natal depression », *British Journal of Psychiatry*, vol. 160 (1992), p. 777-780.

HAPGOOD, C.C., G.S. ELKIND et J.J. WRIGHT. « Maternity blues: Phenomena and relationship to later post partum depression », *Australian & New Zealand Journal of Psychiatry*, vol. 22, n° 3 (1988), p. 299-306.

HARRIS, B., H. FUNG, S. JOHNS, M. KOLOGLU, R. BHATTI, A.M. MCGREGOR et coll. « Transient post-partum thyroid dysfunction and postnatal depression », *Journal of Affective Disorders*, vol. 17, n° 3 (1989), p. 243-249.

HARRIS, B., S. JOHNS, H. FUNG, R. THOMAS, R. WALKER, G. READ et coll. « The hormonal environment of post-natal depression », *British Journal of Psychiatry*, vol. 154 (1989), p. 660-667.

HARRIS, B., L. LOVETT, J. SMITH, G. READ, R. WALKER et R. NEWCOMBE. « Cardiff puerperal mood and hormone study. III. Postnatal depression at 5 to 6 weeks postpartum, and its hormonal correlates across the peripartum period », *British Journal of Psychiatry*, vol. 168, n° 6 (1996), p. 739-744.

HARRIS, B., R. ORETTI, J. LAZARUS, A. PARKES, R. JOHN, C. RICHARDS et coll. « Randomised trial of thyroxine to prevent postnatal depression in thyroid-antibody-positive women », *British Journal of Psychiatry*, 180 (2002), p. 327-330.

HASKELL, L. *Bridging Responses: A Front-Line Workers Guide to Supporting Women Who Have Post-Traumatic Stress*, Toronto, Centre de toxicomanie et de santé mentale, 2001.

HAYES, B.A., R. MULLER et B.S. BRADLEY. « Perinatal depression: A randomized controlled trial of an antenatal education intervention for primiparas », *Birth*, vol. 28, n° 1 (2001), p. 28-35.

HENDRICK, V., L.M. SMITH, S. HWANG, L.L. ALTSHULER et D. HAYNES. « Weight gain in breastfed infants of mothers taking antidepressant medications », *Journal of Clinical Psychiatry*, vol. 64, n° 4 (2003), p. 410-412.

HERON, J., T. O'CONNOR, J. EVANS, J. GOLDING, V. GLOVER, et L'ÉQUIPE DE L'ÉTUDE ALSPAC. « The course of anxiety and depression through pregnancy and the postpartum in a community sample », *Journal of Affective Disorders*, vol. 80 (2004), p. 65-73.

HISCOCK, H. et M. WAKE. « Infant sleep problems and postnatal depression: A community-based study », *Pediatrics*, vol. 107 (2001), p. 1317-1322.

HODNETT, E.D., N.K. LOWE, M.E. HANNAH, A.R. WILLAN, B. STEVENS, J. WESTON et coll. « Effectiveness of nurses as providers of birth labor support in North American hospitals: A randomized controlled trial », *Journal of the American Medical Association*, vol. 288, n° 11 (2002), p. 1373-1381.

HOLDEN, J. « Using the Edinburgh Postnatal Depression Scale in clinical practice », dans Perinatal Psychiatry: *Use and Misuse of the Edinburgh Postnatal Depression Scale*, sous la direction de J. Cox et J. Holden, London, Gaskell, 1994, p. 125-144.

HOLLON, S.D. « What is cognitive behavioural therapy and does it work ? », *Current Opinion in Neurobiology*, vol. 8, n° 2 (1998), p. 289-292.

HOLROYD, E., F.K. KATIE, L.S. CHUN et S.W. HA. « Doing the Month: An exploration of postpartum practices in Chinese women », *Health Care for Women International*, vol. 18 (1997), p. 301-313.

HUANG, Y.C. et N. MATHERS. « Postnatal depression-biological or cultural ? A comparative study of postnatal women in the UK and Taiwan », *Journal of Advanced Medical-Surgical Nursing*, vol. 33 (2001), p. 279-287.

HUNDT, C.L., S. BECKERLEG, F. KASSEM, A.M. ABU JAFAR, I. BEHNAKER, K. ABU SAAD et coll. « Women's health custom made: Building on the 40 days postpartum for Arab women », *Health Care for Women International*, vol. 21 (2000), p. 529-542.

HYMAN, I. (2001). *Immigration et santé*, documents de travail 01-05, Ottawa, Santé Canada, la série de documents de travail sur les politiques de santé. <http://www.hc-sc.gc.ca/sr-sr/alt_formats/iacb-dgiac/pdf/2001-0105-immigration_f.pdf>

JASON J., J.C. GILLILAND et C.W. TYLER JR. « Homicide as a cause of pediatric mortality in the United States », *Pediatrics*, vol. 72 (1983), p. 191-197.

JOHNSTONE, S.J., P.M. BOYCE, A.R. HICKEY, A.D. MORRIS-YATEES et M.G. HARRIS. « Obstetric risk factors for postnatal depression in urban and rural community samples », *Australian and New Zealand Journal of Psychiatry*, vol. 35 (2001), p. 69-74.

JOHNSTONE, A. et D. GOLDBERG. « Psychiatric screening in general practice. A controlled trial », *Lancet*, vol. 1, n° 7960 (1976), p. 605-608.

JONES, I. et N. CRADDOCK. « Familiality of the puerperal trigger in bipolar disorder: Results of a family study », *American Journal of Psychiatry*, vol. 158, n° 6 (2001), p. 913-917.

KAEWSARN, P., W. MOYLE et D. CREEDY. « Traditional postpartum practices among Thai women », *Journal of Advanced Medical-Surgical Nursing*, vol. 41 (2003), p. 358-366.

KARUPPASWAMY, J. et R. VLIES. « The benefit of oestrogens and progestogens in postnatal depression », *Journal of Obstetrics and Gynaecology*, vol. 23, n° 4 (2003), p. 341-346.

KELLEY, S.D.M., A. SIKKA et S. VENKATESAN. « A review of research on parental disability: Implications for research and counseling practice », *Rehabilitation Counseling Bulletin*, vol. 41 (1997), p. 105-121.

KELLY, R.H., D.F. ZATZICK et T.F. ANDERS. « The detection and treatment of psychiatric disorders and substance use among pregnant women cared for in obstetrics », *American Journal of Psychiatry*, vol. 158 (2001), p. 213-219.

KENDELL, R.E., J.C. CHALMERS et C. PLATZ. « Epidemiology of puerperal psychoses », *British Journal of Psychiatry*, vol. 150 (1987), p. 662-673.

KIT, L.K., G. JANET et R. JEGASOTHY. « Incidence of postnatal depression in Malaysian women », *Journal of Obstetrics and Gynaecology Research*, vol. 23 (1997), p. 85-89.

KLERMAN, T.B. et M.M. WEISSMAN. *New Applications of Interpersonal Psychotherapy*, Washington, DC, American Psychiatric Press Inc, 1993.

LAINE, K., T. HEIKKINEN, U. EKBLAD et P. KERO. « Effects of exposure to selective serotonin reuptake inhibitors during pregnancy on serotonergic symptoms in newborns and cord blood monoamine and prolactin concentrations », *Archives of General Psychiatry*, vol. 60 (2003), p. 720-726.

LANE, A., R. KEVILLE, M. MORRIS, A. KINSELLA, M. TURNER, et S. BARRY. « Postnatal depression and elation among mothers and their partners: Prevalence and predictors », *British Journal of Psychiatry*, vol. 171 (1997), p. 550-555.

LANE, B., L.M. ROUFEIL, S. WILLIAMS et R. TWEEDIE. « It's just different in the country: Postnatal depression and group therapy in a rural setting », *Social Work in Health Care*, vol. 34 (2001), p. 333-348.

LAVENDER, T. et S.A. WALKINSHAW (1998). « Can midwives reduce postpartum psychological morbidity ? A randomized trial », *Birth*, vol. 25, n° 4 (1998), p. 215-219.

LAWRIE, T.A., G.J. HOFMEYR, M. DE JAGER, M. BERK, J. PAIKER et E. VILJOEN. « A double-blind randomised placebo controlled trial of postnatal norethisterone enanthate: The effect on postnatal depression and serum hormones », *British Journal of Obstetrics & Gynaecology*, vol. 105, n° 10 (1998), p. 1082-1090.

LEE, D.T., S.K. YIP, H.F. CHIU, T.Y. LEUNG, K.P. CHAN, I.O. CHAU et coll. « Detecting postnatal depression in Chinese women: Validation of the Chinese version of the Edinburgh Postnatal Depression Scale », *British Journal of Psychiatry*, vol. 172 (1998), p. 433-437.

LEE, D.T., A.S. YIP, T.Y. LEUNG et T.K. CHUNG. « Identifying women at risk of postnatal depression: Prospective longitudinal study », *Hong Kong Medical Journal*, vol. 6 (2000), p. 349-354.

LEVY-SHIFF, R., O. BAR et D. HAR-EVEN. « Psychological adjustment of adoptive parents-to-be », *American Journal of Orthopsychiatry*, vol. 60 (1990), p. 258-267.

LINN, L.S. et J. YAGER. « The effect of screening, sensitization, and feedback on notation of depression », *Journal of Medical Genetics*, vol. 55, n° 11 (1980), p. 942-949.

LLEWELLYN, G. et D. MCCONNELL. « Mothers with learning difficulties and their support networks », *Journal of Intellectual Disability Research*, vol. 46 (2002), p. 17-34.

LOGSDON, M.C. « Depression in adolescent girls: Screening and treatment strategies for primary care providers », *Journal of the American Medical Women's Association*, vol. 59 (2004), p. 101-106.

MACARTHUR, C., H.R. WINTER, D.E. BICK, H. KNOWLES, R. LILFORD, C. HENDERSON, et coll. « Effects of redesigned community postnatal care on womens' health 4 months after birth: A cluster randomised controlled trial », *Lancet*, vol. 359, n° 9304 (2002), p. 378-385.

MACMILLAN, H.L., C.A. WALSH, E. JAMIESON, M.Y. WONG, E.J. FARIES, H. MCCUE et coll. « The health of Ontario First Nations people: Results from the Ontario First Nations Regional Health Survey », *Revue canadienne de santé publique*, vol. 94, n° 3 (2003), p. 168-172.

MAO, Y., B.W. MOLOUGHNEY, R.M. SEMENCIW et H.I. MORRISON. « Indian Reserve and registered Indian mortality in Canada », *Revue canadienne de santé publique*, vol. 83, n° 5 (1992), p. 350-353.

MARTINEZ-SCHALLMOSER, L., S. TELLEEN et N.J. MACMULLEN. « The effect of social support and acculturation on postpartum depression in Mexican American women », *Journal of Transcultural Nursing*, vol. 14 (2003), p. 329-338.

MATTHEY, S., B. BARNETT, P. HOWIE et D.J. KAVANAGH. « Diagnosing postpartum depression in mothers and fathers: Whatever happened to anxiety ? », *Journal of Affective Disorders*, vol. 74 (2003), p. 139-147.

MATTHEY, S., B. BARNETT, D.J. KAVANAGH et P. HOWIE. « Validation of the Edinburgh Postnatal Depression Scale for men, and comparison of item endorsement with their partners », *Journal of Affective Disorders*, vol. 64 (2001), p. 175-184.

MATTHEY, S., B. BARNETT, J. UNGERER et B. WATERS. « Paternal and maternal depressed mood during the transition to parenthood », *Journal of Affective Disorders*, vol. 60, n° 2 (2000), p. 75-85.

MATTHEY, S., P. PANASETIS et B. BARNETT. « Adherence to cultural practices following childbirth in migrant Chinese women and relation to postpartum mood », *Health Care for Women International*, vol. 23 (2002), p. 567-575.

MCINTOSH, J. « Postpartum depression: Women's help-seeking behaviour and perceptions of cause », *Journal of Advanced Nursing*, vol. 18, n° 2 (1993), p. 178-184.

MCLENNAN, J.D. et D.R. OFFORD. « Should postpartum depression be targeted to improve child mental health ? », *Journal of the American Academy of Child & Adolescent Psychiatry*, vol. 41, n° 1 (2002), p. 28-35.

MCMAHON, T.J., J.D. WINKEL, N.E. SUCHMAN et S.S. LUTHAR. « Drug dependence, parenting responsibilities, and treatment history: Why doesn't mom go for help ? » *Drug & Alcohol Dependence*, vol. 65 (2002), p. 105-114.

MELGES, F.T. « Postpartum psychiatric syndromes », *Psychosomatic Medicine*, vol. 30 (1968), p. 95-108.

MENAGHANN, E.G. « Social stress and individual distress », *Research in Community and Mental Health*, vol. 6 (1990), p. 107-141.

MEYER, I.H. *Minority stress and mental health in lesbians, gay men, and bisexuals* (mai 2003), résumé présenté au 156e congrès annuel de l'American Psychiatric Association à San Francisco, Californie.

MISRI, S., X. KOSTARAS, D. FOX et D. KOSTARAS. « The impact of partner support in the treatment of postpartum depression », *Revue canadienne de psychiatrie*, vol. 45, n° 8 (2000), p. 554-558.

MORAN, N. « Lesbian health care needs », *Le Médecin de famille canadien*, vol. 42 (1996), p. 879.

MORRELL, C.J., H. SPIBY, P. STEWART, S. WALTERS et A. MORGAN. « Costs and effectiveness of community postnatal support workers: Randomised controlled trial », *British Medical Journal*, vol. 321, n° 7261 (2000), p. 593-598.

MOWBRAY, C.T., D. OYSERMAN, J.K. ZEMENCUK et S.R. ROSS. « Motherhood for women with serious mental illness: Pregnancy, childbirth, and the postpartum period », *American Journal of Orthopsychiatry*, vol. 65 (1995), p. 21-38.

MRAZEK, P.J. et R.J. HAGGERTY. *Reducing risks for metal disorders-frontiers for prevention intervention research*, Washington, DC, National Academy Press, 1994.

MUIR-GRAY, J.A. *Evidence-Based Health Care: How to Make Health Policy and Management Decisions*, 2e éd., Londres, Churchill Livingstone, 2001.

MURRAY, L. et P.J. COOPER. « Postpartum depression and child development », *Psychological Medicine*, vol. 27, n° 2 (1997), p. 253-260.

MURRAY, L., P.J. COOPER, A. WILSON et H. ROMANIUK. « Controlled trial of the short and long-term effect of psychological treatment of post-partum depression: 2. Impact on the mother-child relationship and child outcome », *British Journal of Psychiatry*, vol. 182 (2003), p. 420-427.

MURRAY, L., A. HIPWELL, R. HOOPER, A. STEIN et P. COOPER. « The cognitive development of 5-year-old children of postnatally depressed mothers », *Journal of Child Psychology Psychiatry and Allied Disciplines*, vol. 37 (1996), p. 927-935.

NAHAS, V. et N. AMASHEH. « Culture care meanings and experiences of postpartum depression among Jordanian Australian women: A transcultural study », *Journal of Transcultural Nursing*, vol. 10 (1999), p. 37-45.

NAHAS, V.L., S. HILLEGE et N. AMASHEH. « Postpartum depression: The lived experiences of Middle Eastern migrant women in Australia », *Journal of Nurse-Midwifery*, vol. 44, n° 1 (1999), p. 65-74.

NEWPORT, J.D., A. HOSTETTER, A. ARNOLD et Z.N. STOWE. « The treatment of postpartum depression: Minimizing infant exposures », *Journal of Clinical Psychiatry*, vol. 63 (suppl. 7) (2002), p. 31-44.

NICHOLSON, J., E.M. SWEENEY et J.L. GELLER. « Mothers with mental illness: I. The competing demands of parenting and living with mental illness », *Psychiatric Services*, vol. 49 (1998), p. 635-642.

NONACS, R. et L.S. COHEN. « Postpartum mood disorders: Diagnosis and treatment guidelines », *Journal of Clinical Psychiatry*, vol. 59 (suppl. 2) (1998), p. 34-40.

OATES, M.R., J.L. COX, S. NEEMA, P. ASTEN, N. GLANGEAUD-FREUDENTHAL, B. FIGUEIREDO et coll. « Postnatal depression across countries and cultures: A qualitative study », *British Journal of Psychiatry-Supplementum*, vol. 184, n° 46 (2004), p. s10-16.

O'HARA, M.W. « Postpartum depression: Identification and measurement in a cross-cultural context », dans *Perinatal Psychiatry: Use and Misuse of the Edinburgh Postnatal Depression Scale*, sous la direction de J. Cox et J. Holden, Londres, The Royal College of Psychiatrists, 1994, p. 145-168.

O'HARA, M.W., D.J. NEUNABER et E.M. ZEKOSKI. « Prospective study of postpartum depression: Prevalence, course, and predictive factors », *Journal of Abnormal Psychology*, vol. 93 (1984), p. 158-171.

O'HARA, M.W., J.A. SCHLECHTE, D.A. LEWIS et M.W. VARNER. « Controlled prospective study of postpartum mood disorders: Psychological, environmental, and hormonal variables », *Journal of Abnormal Psychology*, vol. 100, n° 1 (1991), p. 63-73.

O'HARA, M.W. et A.M. SWAIN. « Rates and risk of postpartum depression -a meta-analysis », *International Review of Psychiatry*, vol. 8 (1996), p. 37-54.

OKANO, T., S. NAGATA, M. HASEGAWA, J. NOMURA et R. KUMAR. « Effectiveness of antenatal education about postnatal depression: A comparison of two groups of Japanese mothers », *Journal of Mental Health*, vol. 7, n° 2 (1998), p. 191-198.

ORGANISATION MONDIALE DE LA SANTE. *The World Health Report 2001: Determinants of mental and behavioural disorders*, 2001. http://www.who.int/mental_health/en/

PAFFENBARGER, R.S. « Epidemiological aspects of mental illness associated with childbearing », dans *Motherhood and Mental Illness*, sous la direction de I.F. Brockington et R. Kumar, Londres, Academic Press, 1982, p. 21-36.

PAJULO, M., E. SAVONLAHTI, A. SOURANDER, S. AHLQVIST, H. HELENIUS et J. PIHA. « An early report on the mother-baby interactive capacity of substance-abusing mothers », *Journal of Substance Abuse Treatment*, vol. 20 (2001), p. 143-151.

PAJULO, M., E. SAVONLAHTI, A. SOURANDER, H. HELENIUS et J. PIHA. « Antenatal depression, substance dependency and social support », *Journal of Affective Disorders*, vol. 65, n° 1 (2001), p. 9-17.

PATEL, V., M. RODRIGUES et N. DESOUZA. « Gender, poverty, and postnatal depression: A study of mothers in Goa, India », *American Journal of Psychiatry*, vol. 159 (2002), p. 43-47.

PEIFER, K.L., T. HU et W. VEGA. « Help seeking by persons of Mexican origin with functional impairments », *Psychiatric Services*, vol. 51 (2000), p. 1293-1298.

PFOST, K.S., M.J. STEVENS et C.U. LUM. « The relationship of demographic variables, antepartum depression, and stress to postpartum depression », *Journal of Clinical Psychology*, vol, 46 (1990), p. 588-592.

PIGNONE, M.P., B.N. GAYNES, J.L. RUSHTON, C.M. BURCHELL, C.T. ORLEANS, C.D. MULROW et coll. « Screening for depression in adults: A summary of the evidence for the U.S. Preventive Services Task Force », *Annals of Internal Medicine*, vol. 136, n° 10 (2002), p. 765-776.

POOLE, N. et B. ISAAC. *Apprehensions: Barriers to Treatment for Substance Using Mothers*, Vancouver, British Columbia Centre of Excellence for Women's Health, 2001.

POP, V.J., H.A. DE ROOY, H.L. VADER, D. VAN DER HEIDE, M.M.VAN SON et I.H. KOMPROE. « Microsomal antibodies during gestation in relation to postpartum thyroid dysfunction and depression », *Acta Endocrinologica* (Copenhague), vol. 129, n° 1 (1993), p. 26-30.

PRIEST, S.R., J. HENDERSON, S.F. EVANS et R. HAGAN. « Stress debriefing after childbirth: A randomised controlled trial », *Medical Journal of Australia*, vol. 178, n° 11 (2003), p. 542-545.

READING, J. « The Canadian Institutes of Health Research, Institute of Aboriginal People's Health: A global model and national network for aboriginal health research excellence », *Revue canadienne de santé publique*, vol. 94 (2003), p. 185-189.

REID, M., C. GLAZENER, G.D. MURRAY et G.S. TAYLOR. « A two-centred pragmatic randomised controlled trial of two interventions of postnatal support », *British Journal of Obstetrics & Gynaecology*, vol. 109 n° 10 (2002), p. 1164-1170.

REIFLER, D.R., H.S. KESSLER, E.J. BERNHARD, A.C. LEON et G.J. MARTIN. « Impact of screening for mental health concerns on health service utilization and functional status in primary care patients », *Archives of Internal Medicine*, vol. 156, no 22 (1996), p. 2593-2599.

RENKER, P.R. « Physical abuse, social support, self-care, and pregnancy outcomes of older adolescents », *Journal of Obstetric, Gynecologic & Neonatal Nursing*, vol. 28 (1999), p. 377-388.

RITTER, C., S.E. HOBFOLL, J. LAVIN, R.P. CAMERON et M.R.HULSIZER. « Stress, psychosocial resources, and depressive symptomatology during pregnancy in low-income, inner-city women », *Health Psychology*, vol. 19, n° 6 (2000), p. 576-585.

ROBINSON, G.E. et D.E. STEWART. « Postpartum disorders », dans *Psychological Aspects of Women's Health Care* sous la direction de N. Stotland et D.E. Stewart, Washington, DC, American Psychiatric Press Inc, 2001, p. 127-139.

RODRIGUES, M., V. PATEL, S. JASWAL et N. DE-SOUZA. « Listening to mothers: Qualitative studies on motherhood and depression from Goa, India », *Social Science of Medicine*, vol. 57 (2003), p. 1797-1806.

ROMANS-CLARKSON, S.E., V.A. WALTON, G.P. HERBISON et P.E. MULLEN. « Psychiatric morbidity among women in urban and rural New Zealand: Psycho-social correlates », *British Journal of Psychiatry*, vol. 156 (1990), p. 84-91.

ROSS, L.E., S.E. GILBERT EVANS, E.M. SELLERS et M.K. ROMACH. « Measurement issues in postpartum depression part 2: Assessment of somatic symptoms using the Hamilton Rating Scale for Depression », *Archives of Women's Mental Health*, vol. 6, n° 1 (2003), p. 59-64.

ROSS, L.E., S. GUNASEKERA, M. ROWLAND et M. STEINER. « Psychotropic medications in pregnancy », dans *Perinatal Depression: From Bench to Bedside. Bibliotheca Psychiatrica*, vol. 172, sous la direction de A. Riecher-Rössler et M. Steiner, Bâle, Suisse, Karger. (sous presse au moment de la rédaction de ce document)

SACKETT, D.L. « Screening in family practice: Prevention, levels of evidence, and the pitfalls of common sense », *Journal of Family Practice*, vol. 24, n° 3 (1987), p. 233-234.

SAISTO, T., K. SALMELA-ARO, J.E. NURMI, T. KONONEN et E. HALMESMAKI. « A randomized controlled trial of intervention in fear of childbirth », *Obstetrics & Gynecology*, vol. 98 (5 Pt. 1) (2001), p. 820-826.

SCHAPER, A.M., B.L. ROONEY, N.R. KAY et P.D. SILVA. « Use of the Edinburgh Postnatal Depression Scale to identify postpartum depression in a clinical setting », *Journal of Reproductive Medicine*, vol. 39, n° 8 (1994), p. 620-624.

SÉGUIN, L., L. POTVIN, M. ST-DENIS et J. LOISELLE. « Depressive symptoms in the late postpartum among low socioeconomic status women », *Birth*, vol. 26 (1999), p. 57-163.

SERWINT, J.R., M.H. WILSON, A.K. DUGGAN, E.D. MELLITS, R.A. BAUMGARDNER et C. DEANGELIS. « Do postpartum nursery visits by the primary care provider make a difference ? », *Pediatrics*, vol. 88, n° 3 (1991), p. 444-449.

SHAH, C.P. *Public Health and Preventive Medicine in Canada*, 4e éd., Toronto, University of Toronto Press, 1998.

SHARMA, V. ET D. MAZMANIAN. « Sleep loss and postpartum psychosis », *Bipolar Disorder*, vol. 5, n° 2 (2003), p. 98-105.

SHARP, D., D.F. HAY, S. PAWLBY, G. SCHMUCHER, H. ALLEN et R. KUMAR. « The impact of postnatal depression on boys' intellectual development », *Journal of Child Psychology & Psychiatry*, vol. 36, n° 8 (1995), p. 1315-1336.

SHEERIN, F. « Parents with learning disabilities: A review of the literature », *Journal of Advanced Nursing*, vol. 28 (1998), p. 126-133.

SICHEL, D.A., L.S. COHEN, L.M. ROBERTSON, A. RUTTENBERG et J.F. ROSENBAUM. « Prophylactic estrogen in recurrent postpartum affective disorder », *Biological Psychiatry*, vol. 38, n° 12 (1995), p. 814-818.

SIMON, G.E., M. VONKORFF, M. PICCINELLI, C. FULLERTON et J. ORMEL. « An international study of the relation between somatic symptoms and depression », *New England Journal of Medicine*, vol. 341 (1999), p. 1329-1335.

SMALL, R., S. BROWN, J. LUMLEY et J. ASTBURY. « Missing voices: What women say and do about depression after childbirth », *Journal of Reproductive & Infant Psychology*, vol. 12 (1994), p. 19-22.

SMALL, R., J. LUMLEY, L. DONOHUE, A. POTTER et U. WALDENSTROM. « Randomised controlled trial of midwife led debriefing to reduce maternal depression after operative childbirth », *British Medical Journal*, vol. 321, n° 7268 (2000), p. 1043-1047.

SMALL, R., J. LUMLEY et J. YELLAND. « How useful is the concept of somatization in cross-cultural studies of maternal depression ? A contribution from the Mothers in a New Country (MINC) study », *Psychosomatic Obstetrics & Gynaecology*, vol. 24 (2003), p. 45-52.

SPINELLI, M.G. « Maternal infanticide associated with mental illness: Prevention and the promise of saved lives », *American Journal of Psychiatry*, vol. 161, n° 9 (2004), p. 1548-1557.

STAMP, G.E., A.S. WILLIAMS et C.A. CROWTHER. « Evaluation of antenatal and postnatal support to overcome postnatal depression: A randomized, controlled trial », *Birth*, vol. 22, n° 3 (1995), p. 138-143.

STEINBERG, S. « Childbearing research: A transcultural review », *Social Science & Medicine*, vol. 43 (1996), p. 1765-1784.

STEINER, M. « Postnatal depression: A few simple questions », *Family Practice*, vol. 19 (2002), p. 469-470.

STEINER, M. et W. TAM. « Postpartum depression in relation to other psychiatric disorders », dans *Postpartum Mood Disorders*, sous la direction de L.J. Miller, Washington, DC, American Psychiatric Press, Inc, 1999, p. 47-63.

STERN, G. et L. KRUCKMAN. « Multi-disciplinary perspectives on post-partum depression: An anthropological critique », *Social Science & Medicine*, vol. 17 (1983), p. 1027-1041.

STEWART, D.E. « Antidepressant drugs during pregnancy and lactation », *International Clinical Psychopharmacology*, vol. 15, suppl. 3 (2000), p. S19-S24.

STEWART, D.E. « Incidence of postpartum abuse in women with a history of abuse during pregnancy », *Journal de l'Association médicale canadienne*, vol. 151, n° 11 (1994), p. 1601-1604.

STEWART, D.E. et A. CECUTTI. « Physical abuse in pregnancy », *Journal de l'Association médicale canadienne*, vol. 149 (1993), p. 1257-1263.

STEWART, D.E., E. ROBERTSON, C.L. DENNIS, S L. GRACE et T. WALLINGTON. *Postpartum Depression: Literature Review of Risk Factors and Interventions*, Toronto, Toronto Public Health, 2003.

STUART, S. et M.W. O'HARA. « Interpersonal psychotherapy for postpartum depression: A treatment program », *Journal of Psychotherapy Practice & Research*, vol. 4, n° 1 (1995), p. 18-29.

TEISSEDRE, F. et H. CHABROL. « Détecter les femmes à risque de dépression postnatale à l'aide de l'échelle de dépression postnatale d'Édimbourg à 2 ou 3 jours de postpartum », *La revue canadienne de psychiatrie*, vol. 49, n° 1 (2004), p. 51-54.

TROUTMAN, B.R. et C.E. CUTRONA. « Nonpsychotic postpartum depression among adolescent mothers », *Journal of Abnormal Psychology*, vol. 99 (1990), p. 69-78.

VANFRAUSSEN, K., I. PONJAERT-KRISTOFFERSEN et A. BREWAEYS. « Family functioning in lesbian families created by donor insemination », *American Journal of Orthopsychiatry*, vol. 73 (2003), p. 78-90.

VICTOROFF, V.M. « Dynamics and management of para partum neuropathic reactions », *Diseases of the Nervous System*, vol. 13 (1952), p. 291-298.

WARNER, R., L. APPLEBY, A. WHITTON et B. FARAGHER. « Demographic and obstetric risk factors for postnatal psychiatric morbidity », *British Journal of Psychiatry*, vol. 168 (1996), p. 607-611.

WEIER, K.M. et M.W. BEAL. « Complementary therapies as adjuncts in the treatment of postpartum depression », *Journal of Midwifery & Women's Health*, vol. 49, n° 2 (2004), p. 96-104.

WEISSMAN, A.M., B.T. LEVY, A.J. HARTZ, J. BENTLER, M. DONOHUE, V.L. ELLINGROD et K.L. WISNER. « Pooled analysis of antidepressant levels in lactating mothers, breast milk and nursing infants », *American Journal of Psychiatry*, vol. 161 (2004), p. 1066-1078.

WELLS, K.B., C. SHERBOURNE, M. SCHOENBAUM, N. DUAN, L. MEREDITH, J. UNUTZER, J. MIRANDA, M.F. CARNEY et L.V. RUBENSTEIN. « Impact of disseminating quality improvement programs for depression in managed primary care: A randomized controlled trial », *Journal of the American Medical Association*, vol. 283, n° 2 (2000), p. 212-220.

WENZEL, A., E. N. HAUGEN, L.C. JACKSON et K. ROBINSON. « Prevalence of generalized anxiety at eight weeks postpartum », *Archives of Women's Mental Health*, vol. 6 (2003), p. 43-49.

WHITTON, A., L. APPLEBY et R. WARNER. « Maternal thinking and the treatment of postnatal depression », *International Review of Psychiatry*, vol. 8, n° 1 (1996), p. 73-78.

WHOOLEY, M.A., B. STONE et K. SOGHIKIAN. « Randomized trial of case-finding for depression in elderly primary care patients », *Journal of General Internal Medicine*, vol. 15, n° 5 (2000), p. 293-300.

WILLIAMS, J., C. MULROW, K. KROENKE, R. DHANDA, R. BADGETT, D. OMORI et S. LEE. « Case-finding for depression in primary care: A randomized trial », *American Journal of Medicine*, vol. 106, n° 1 (1999), p. 36-43.

WILSON, J.M.G. et G. JUNGER. « Principles and practice of screening for disease ». Public Health Paper 34, Genève, Organisation mondiale de la santé, (1968).

WISNER, K.L., B.L. PARRY et C.M. PIONTEK. « Postpartum depression », *New England Journal of Medicine*, vol. 347, n° 3 (2002), p. 194-199.

WISNER, K.L., J.M. PEREL, K.S. PEINDL et B.H. HANUSA. « Timing of depression recurrence in the first year after birth », *Journal of Affective Disorders*, vol. 78, n° 3 (2004), p. 249-252.

WISNER, K.L., J.M. PEREL, K.S. PEINDL, B.H. HANUSA, R.L. FINDLING et D. RAPPORT. « Prevention of recurrent postpartum depression: A randomized clinical trial », *Journal of Clinical Psychiatry*, vol. 62, n° 2 (2001), p. 82-86.

YAMASHITA, H., K. YOSHIDA, H. NAKANO et N. TASHIRO. « Postnatal depression in Japanese women: Detecting the early onset of postnatal depression by closely monitoring the postpartum mood », *Journal of Affective Disorders*, vol. 58, n° 2 (2000), p. 145-154.

YOSHIDA, K., M.N. MARKS, N. KIBE, R. KUMAR, H. NAKANO et N. TASHIRO. « Postnatal depression in Japanese women who have given birth in England », *Journal of Affective Disorders*, vol. 43, n° 1 (1997), p. 69-77.

YOSHIDA, K., H. YAMASHITA, M. UEDA et N. TASHIRO. « Postnatal depression in Japanese mothers and the reconsideration of 'Satogaeri bunben' », *Pediatric Nephrology*, vol. 43 (2001), p. 189-193.

ZELKOWITZ, P. et T.H. MILET. « The course of postpartum psychiatric disorders in women and their partners », *Journal of Nervous & Mental Disease*, vol. 189 (2001), p. 575-582.

ZESKIND, P.S. et L.E. STEPHENS. « Maternal selective serotonin reuptake inhibitor use during pregnancy », *Pediatrics*, vol. 113 (2004), p. 368-374.

ZLOTNICK, C., S.L. JOHNSON, I.W. MILLER, T. PEARLSTEIN et M. HOWARD. « Postpartum depression in women receiving public assistance: Pilot study of an interpersonal-therapy-oriented group intervention », *American Journal of Psychiatry*, vol. 158, n° 4 (2001), p 638-640.

ZUNG, W.W. et R.E. KING. « Identification and treatment of masked depression in a general medical practice », *Journal of Clinical Psychiatry*, vol. 44, n° 10 (1983), p. 365-368.

Glossaire

Anhédonisme: Perte persistante et envahissante de plaisir et d'intérêt envers des activités autrefois agréables.

Autochtone: Peuples indigènes du Canada et leur descendance, incluant les Premières nations, les Inuits et les Métis.

Autogestion de la santé: Pratique visant à prendre soin de sa santé ou de son bien-être.

Bisexuel(le): Qualifie une personne attirée sexuellement par les membres des deux sexes, mais pas nécessairement de façon simultanée.

Cognitif: Décrit l'habileté à penser, à raisonner, à percevoir et à juger de façon claire et rationnelle.

Délire: Croyance ou idée fausse fixe non fondée ou irrationnelle dont une personne est convaincue en dépit des preuves de son caractère irréel et inacceptable au plan culturel.

Dépression du post-partum (DPP): Symptômes dépressifs diagnostiqués peu après la naissance d'un enfant, habituellement dans l'année qui suit un accouchement (décelables souvent dans les deux à six premières semaines de la période post-partum).

Doula: Personne de soutien (également appelée monitrice ou aide-accoucheuse); habituellement une femme connaissant le déroulement normal de l'accouchement et qui apporte son soutien à la femme (ou au couple) durant le travail et l'accouchement.

Essai sur échantillon aléatoire et contrôlé: Étude au cours de laquelle les chercheurs répartissent au hasard les sujets appariés selon l'âge, le sexe ou d'autres caractéristiques dans un groupe expérimental (soumis au traitement à l'étude) ou dans un groupe témoin (ne recevant pas le traitement). L'étude vise à déterminer l'efficacité du traitement ou de la stratégie.

Étiologie: Étude scientifique des causes de l'apparition de maladies ou de troubles.

Étude prospective: Étude réalisée en recueillant des données sur des sujets ayant été suivis avant l'apparition d'une maladie ou d'un état pathologique.

Facteur de stress: Événement, expérience ou situation causant une fatigue ou une tension mentale, émotive ou physique qui entraîne une réaction corporelle au stress.

Groupe expérimental: Personnes prenant part à un essai sur échantillon aléatoire et contrôlé et qui font l'objet du nouveau traitement ou de la nouvelle stratégie à l'étude. Les chercheurs comparent les résultats de ce groupe avec ceux du groupe témoin qui, lui, n'est pas soumis au nouveau traitement afin d'en vérifier l'efficacité.

Groupe témoin: Personnes prenant part à un essai sur échantillon aléatoire et contrôlé et qui ne font pas l'objet du nouveau traitement ou de la nouvelle stratégie à l'étude. Les chercheurs comparent les résultats de ce groupe avec ceux du groupe expérimental qui, lui, est soumis au nouveau traitement afin d'en vérifier l'efficacité.

Hallucination: Expérience perceptuelle subjective qui s'accompagne, chez le sujet, d'une conviction de réalité absolue malgré l'absence de toute stimulation sensorielle.

Hétérosexisme: Système de pensée explicite ou implicite faisant de l'hétérosexualité la norme unique à suivre en matière de pratique sexuelle.

Homophobie: Peur irrationnelle, haine, préjugés ou attitude négative à l'égard de l'homosexualité ou des homosexuels ou lesbiennes.

Idées suicidaires: Pensée persistante d'autodestruction, de mort ou de suicide; commentaires explicites ou implicites sur le fait de s'enlever la vie ou « d'être mieux mort ».

Immigrant(e): Personne qui quitte son pays d'origine pour s'établir dans un autre pays.

Infanticide: Meurtre d'un enfant peu de temps après sa naissance.

Inventaire de dépression postnatale d'Édimbourg (EPDS): Questionnaire d'autoévaluation de 10 questions visant à déceler la dépression du post-partum (DPP).

Lesbienne: Femme attirée sexuellement vers d'autres femmes ou qui s'identifie à la communauté lesbienne.

Médecin de famille: Docteur qualifié en médecine générale ayant effectué une résidence (stage de formation) de deux ans en médecine familiale.

Médecin généraliste: Docteur qualifié en médecine générale.

Modèle biopsychosocial: Modèle théorique qui considère la santé, le bien-être et la maladie comme découlant des effets combinés de facteurs biologiques, psychologiques et sociaux.

Névrosisme: Terme aujourd'hui désuet dans les domaines médical et clinique faisant référence à un état d'extrême d'inquiétude et d'anxiété à l'égard des événements, des situations ou des relations.

Prééclampsie: Développement de l'hypertension durant la grossesse.

Prophylactique: Qualifie une activité ou un traitement visant à prévenir une maladie ou à en ralentir l'évolution.

Psychiatre: Médecin diplômé ayant fait une spécialisation de cinq ans en psychiatrie pour diagnostiquer et traiter les maladies et troubles mentaux.

Psychologue: Spécialiste qualifié en psychologie n'ayant pas fait d'études en médecine, mais ayant reçu la formation nécessaire pour devenir thérapeute, enseigner ou faire de la recherche.

Psychose: Grave trouble mental caractérisé par un comportement bizarre, désorganisé ou perturbé et par une incapacité à reconnaître la réalité ou à faire face à la vie quotidienne.

Psychothérapie interpersonnelle (PTI): Psychothérapie brève et très structurée axée sur l'amélioration des rôles interpersonnels, de la dynamique interpersonnelle et de la résolution de conflits.

Puerpéral: Relatif à la période qui suit immédiatement un accouchement.

Questionnaire de dépistage de la dépression du postpartum (PDSS): Questionnaire d'autoévaluation de 35 questions mis au point récemment pour déceler la présence de la DPP chez les nouvelles mamans.

Réfugié(e): Personne quittant son pays d'origine par crainte d'être persécutée en raison de sa race, de sa religion, de son allégeance politique ou d'une autre caractéristique identifiable.

Somatisation: Expression physique de l'anxiété ou d'autres symptômes émotifs ou mentaux.

Stigmatisation: Discrimination sociale ou ostracisme, étiquetage d'une personne comme étant « mauvaise », inapte ou inférieure.

Thérapie cognitivo-comportementale (TCC): Thérapie visant à améliorer les habiletés d'adaptation en remplaçant les styles de pensées déformées et négatives par des modes de pensées logiques, positifs et fondés sur la réalité.

Trouble affectif: Trouble mental caractérisé par des problèmes sur le plan émotif et de l'humeur.

Annexe A

Échelle de dépression postpartum d'Édimbourg

Pendant la semaine qui vient de s'écouler:

1. J'ai pu rire et prendre les choses du bon côté
❑ aussi souvent que d'habitude
❑ pas tout à fait autant
❑ vraiment beaucoup moins souvent ces jours-ci
❑ absolument pas

2. Je me suis sentie confiante et joyeuse en pensant à l'avenir
❑ autant que d'habitude
❑ plutôt moins que d'habitude
❑ vraiment moins que d'habitude
❑ pratiquement pas

3. Je me suis reprochée, sans raison, d'être responsable quand les choses allaient mal
❑ oui, la plupart du temps
❑ oui, parfois
❑ pas très souvent
❑ non, jamais

4. Je me suis sentie inquiète ou soucieuse sans motifs
❑ non, pas du tout
❑ presque jamais
❑ oui, parfois
❑ oui, très souvent

5. Je me suis sentie effrayée ou paniquée sans vraiment de raisons
❑ oui, vraiment souvent
❑ oui, parfois
❑ non, pas très souvent
❑ non, pas du tout

6. J'ai eu tendance à me sentir dépassée par les évènements
❑ oui, la plupart du temps, je me suis sentie incapable de faire face aux situations
❑ oui, parfois, je ne me suis pas sentie aussi capable de faire face que d'habitude
❑ non, j'ai pu faire face à la plupart des situations
❑ non, je me suis sentie aussi efficace que d'habitude

7. Je me suis sentie si malheureuse que j'ai eu des problèmes de sommeil
❑ oui, la plupart du temps
❑ oui, parfois
❑ pas très souvent
❑ non, pas du tout

8. Je me suis sentie triste ou peu heureuse
❑ oui, la plupart du temps
❑ oui, très souvent
❑ pas très souvent
❑ non, pas du tout

9. Je me suis sentie si malheureuse que j'en ai pleuré
❑ oui, la plupart du temps
❑ oui, très souvent
❑ seulement de temps en temps
❑ non, jamais

10. Il m'est arrivé de penser à me faire du mal
❑ oui, très souvent
❑ parfois
❑ presque jamais
❑ jamais

Cox, J.L., J.M. Holden et R. Sagovsky. « Detection of postnatal depression. Development of the 10-item Edinburgh Postnatal Depression Scale », *British Journal of Psychiatry*, vol. 150 (1987), p. 782-786. Une permission écrite du Royal College of Psychiatrists est nécessaire pour copier ou distribuer ce questionnaire à des tiers ou le reproduire (version papier, en ligne ou sous tout autre format).

La traduction du questionnaire ainsi que ses directives d'utilisation peuvent être trouvées dans Cox, J.L. et J. Holden. *Perinatal Mental Health: A Guide to the Edinburgh Postnatal Depression Scale.* Londres, Gaskell, 2003.

Annexe B

Notation de l'Échelle de dépression postpartum d'Édimbourg

Pour calculer la note à ce questionnaire, additionnez les résultats de chaque réponse. Une femme qui obtient un résultat de **10 ou plus** devrait être aiguillée vers un médecin ou un spécialiste de la santé mentale à des fins d'évaluation plus poussée. Une note de **13 ou plus** pourrait indiquer une dépression majeure.

Pendant la semaine qui vient de s'écouler:

1. J'ai pu rire et prendre les choses du bon côté
   0 aussi souvent que d'habitude
   1 pas tout à fait autant
   2 vraiment beaucoup moins souvent ces jours-ci
   3 absolument pas

2. Je me suis sentie confiante et joyeuse en pensant à l'avenir
   0 autant que d'habitude
   1 plutôt moins que d'habitude
   2 vraiment moins que d'habitude
   3 pratiquement pas

3. Je me suis reprochée, sans raison, d'être responsable quand les choses allaient mal
   3 oui, la plupart du temps
   2 oui, parfois
   1 pas très souvent
   0 non, jamais

4. Je me suis sentie inquiète ou soucieuse sans motifs
   0 non, pas du tout
   1 presque jamais
   2 oui, parfois
   3 oui, très souvent

5. Je me suis sentie effrayée ou paniquée sans vraiment de raisons
   3 oui, vraiment souvent
   2 oui, parfois
   1 non, pas très souvent
   0 non, pas du tout

6. J'ai eu tendance à me sentir dépassée par les évènements
   3 oui, la plupart du temps, je me suis sentie incapable de faire face aux situations
   2 oui, parfois, je me me suis pas sentie aussi capable de faire face que d'habitude
   1 non, j'ai pu faire face à la plupart des situations
   0 non, je me suis sentie aussi efficace que d'habitude

7. Je me suis sentie si malheureuse que j'ai eu des problèmes de sommeil
   3 oui, la plupart du temps
   2 oui, parfois
   1 pas très souvent
   0 non, pas du tout

8. Je me suis sentie triste ou peu heureuse
   3 oui, la plupart du temps
   2 oui, très souvent
   1 pas très souvent
   0 non, pas du tout

9. Je me suis sentie si malheureuse que j'en ai pleuré
   3 oui, la plupart du temps
   2 oui, très souvent
   1 seulement de temps en temps
   0 non, jamais

10. Il m'est arrivé de penser à me faire du mal
   3 oui, très souvent
   2 parfois
   1 presque jamais
   0 jamais

La traduction du questionnaire ainsi que ses directives d'utilisation peuvent être trouvées dans Cox, J.L. et J. Holden. *Perinatal Mental Health: A Guide to the Edinburgh Postnatal Depression Scale.* Londres, Gaskell, 2003.

Annexe C

Doses d'antidépresseurs

Antidépresseurs couramment prescrits*

* D'autres dosages peuvent être prescrits sous surveillance médicale.

Classe	Nom	Marque	Dose de départ courante (mg)	Dose maximale courante (mg)
ISRS	sertraline	Zoloft	25-50	200
	paroxétine	Paxil	10-20	60
	fluoxétine	Prozac	10-20	80
	citalopram	Celexa	10-20	60
	fluvoxamine	Luvox	25-50	300
IRSN	venlaxafine	Effexor	37,5	300
	duloxétine	Cymbalta	40	80
ATri.	amitriptyline	Elavil	25	300
	désipramine	Norpramin	10-25	150
	imipramine	Tofranil	25	250
	nortriptyline	Aventyl	25	150
	doxépine	Sinequan	25	150
	trimipramine	Surmontil	25	200
	clomipramine	Anafranil	25	200

Annexe D

Ressources pour les fournisseurs de services et les parents

Ressources éducatives pour les fournisseurs de services

Association des infirmières et infirmiers autorisés de l'Ontario (RNAO) Best Practice Guidelines for PPD
http://www.rnao.org/bestpractices/completed_guidelines/BPG_Guide_C5_Post_Partum_Depression.asp

Association des infirmières et infirmiers autorisés de l'Ontario. Interventions for Postpartum Depression. Toronto, Association des infirmières et infirmiers autorisés de l'Ontario, 2005.

Société Marcé francophone
http://www.marce-francophone.asso.fr/

Une société internationale vouée à la recherche, à la prévention et au traitement des maladies mentales associées à la grossesse et l'accouchement.

Investir dans l'enfance
http://www.investinkids.ca/Home.aspx ?lang=fr

Les toutes dernières recherches, stratégies et pratiques exemplaires sur l'art d'être parent et le développement de la petite enfance.

Wellness: Health Care Information Resources (ressources sur la grossesse)
http://hsl.mcmaster.ca/tomflem/pregnan.html

Liens sur la grossesse du Health Care Information Resources, la bibliothèque des sciences de la santé de l'Université McMaster.

Ressources d'aiguillage pour les fournisseurs de service

Renseignements et soutien concernant la consommation d'alcool et d'autres drogues

Centre d'information sur la toxicomanie et la santé mentale R. Samuel McLaughlin
1 800 463-6273

Initiative du Centre de toxicomanie et de santé mentale, ce service offre une ligne d'information gratuite, un service de soutien téléphonique et des ressources sur les problèmes de toxicomanie et de santé mentale pour les Ontariennes et Ontariens.

Service de consultation clinique en toxicomanie (ACCS)
1 888 720-ACCS (2227) ou 416 595-6968

Programme du Centre de toxicomanie et de santé mentale offrant des services de consultation aux fournisseurs de services dont les clients ont des problèmes avec l'alcool ou d'autres drogues.

Ligne d'information Motherisk (en anglais)
416 813-6780

Ligne d'information sur les risques et l'innocuité des médicaments d'ordonnance et en vente libre, les produits à base d'herbes, les produits chimiques, les rayons X, les maladies chroniques et les infections durant la grossesse et l'allaitement.

Ligne d'aide sur la consommation d'alcool et de drogues durant la grossesse Motherisk
1 877 327-4636

Pour obtenir des renseignements sur les effets de l'alcool, de la nicotine et d'autres drogues comme la marijuana, la cocaïne et l'ecstasy, sur le fœtus.

Est-ce sans danger pour mon bébé ?
http://www.camh.net/fr/news_events/isitsafe_baby0603.html

Centre de toxicomanie et de santé mentale. Est-ce sans danger pour mon bébé ? Risques et recommandations concernant l'usage de médicaments, d'alcool, de tabac et d'autres drogues pendant la grossesse et l'allaitement. Toronto, Centre de toxicomanie et de santé mentale, 2003.

Pregnets
http://www.pregnets.org/

Site Web visant à aider les femmes enceintes et les nouvelles mamans à arrêter de fumer.

Women For Sobriety
http://www.womenforsobriety.org/

Site de soutien et d'initiative personnelle pour les femmes ayant un problème d'alcool.

Lignes d'écoute téléphonique et maisons d'hébergement

Pages Hot Peach
http://www.hotpeachpages.net/canada/index.html

Liste d'organismes du monde entier s'occupant des questions de violence familiale.

Shelternet
http://www.shelternet.ca/fr/

Centre d'information sur les maisons d'hébergement et les lignes d'écoute téléphonique pour les femmes par province, région et ville.

Centre for Suicide Prevention Website (en anglais)
http://www.suicideinfo.ca/csp/go.aspx?tabid=77

Liste des centres de détresse au Canada classés par province.

Assistance Parents
1 888 603-9100
http://www.parenthelpline.ca/

Service gratuit d'information et de soutien 24 heures sur 24 pour les parents.

Jeunesse, J'écoute
1 800 668-6868
http://www.jeunessejecoute.ca/fr/

Ligne de soutien téléphonique nuit et jour pour les enfants et adolescents.

Information pour les parents

Répertoire des groupes de soutien sur la dépression du post-partum

Pacific Post Partum Support Society
http://www.postpartum.org/supportgroups.html

Liste des groupes de soutien sur la DPP en Alberta, en Colombie-Britannique, au Québec et en Ontario.

Our Sisters' Place
http://www.oursistersplace.ca/support.html

Liste des groupes de soutien sur la DPP en Ontario et affichée sur le site Web de Our Sisters' Place.

Soutien pour les femmes enceintes et les mères

Association canadienne des sages-femmes
http://ca.geocities.com/canadianmidwives@rogers.com/FRENCH/home.html

Renseignements sur les sages-femmes dans les divers territoires et provinces du Canada.

Canadian Doula Association
http://www.canadiandoulas.com/

Renseignements et soutien aux femmes enceintes et aux mères. Indique comment trouver une doula ou une sage-femme et énumère les questions à poser aux professionnels de l'accouchement.

Centre de santé des femmes – Centre de santé St-Joseph de Toronto
http://www.stjoe.on.ca/svc_womens_health.html
416 530-6850 (Toronto)

Appels retournés partout au Canada et aux États-Unis.

Ligue La Leche
http://www.allaitement.ca/

Division canadienne de l'association internationale La Leche qui fournit les coordonnées des groupes de soutien sur l'allaitement au Canada.

Motherisk
http://www.motherisk.org/

Site de renseignements sur les risques ou l'innocuité des médicaments, drogues, produits chimiques et maladies durant la grossesse et l'allaitement.

Dr. Newman's Pages on Breastfeeding
http://www.bflrc.com/newman/articles.htm

Près de 100 feuillets à l'intention des patientes et exposés du Dr Jack Newman, l'expert canadien sur l'allaitement.

Information sur la DPP et d'autres troubles de l'humeur survenant après un accouchement

Femmes en santé
http://www.femmesensante.ca/facts/quick_show_d.cfm?number=251

Association canadienne pour la santé mentale
http://www.cmha.ca/bins/content_page.asp?cid=3-86-87-88&lang=2

Depression After Delivery of Washington
http://www.ppmdsupport.com/

Women's Health Concerns Clinic, Centre de soins de santé St-Joseph de Hamilton
http://www.stjosham.on.ca/whcc/perinatal.htm

La Société pour les troubles de l'humeur du Canada (en anglais)
http://www.mooddisorderscanada.ca/depression/ppd.htm

British Columbia Reproductive Mental Health Program
http://www.bcrmh.com/disorders/postpartum.htm

Postpartum Support International (PSI)
http://www.postpartum.net/

Online PPD Support Group
http://www.ppdsupportpage.com/

Our Sisters' Place
http://www.oursistersplace.ca/ppd.html

Information pour les pères et partenaires

Boot Camp for New Dads
http://www.newdads.com/

Conseils pratiques pour les nouveaux papas.

Dads Can
http://www.dadscan.ca/

Site qui encourage la responsabilisation des pères et leur participation à la vie familiale.

Information pour les familles diverses

Canadian Adoption Support
http://www.familyhelper.net/arc/sup.html

Liste des organismes de soutien pour les parents adoptifs.

Homoparentalité du Canada
http://familypride.uwo.ca/

Une ressource en ligne pour parents lesbiennes, gays, bisexuels et transsexuels.

Réseau d'action des femmes handicapées du Canada
http://www.dawncanada.net/links.htm

Organisation qui s'intéresse aux problèmes auxquels se heurtent les femmes handicapées.

Index

B

C

D

E

F

G

H

I

L

M

N

O

P

Q

R

S

T

V

W

Z

www.ingramcontent.com/pod-product-compliance
Lightning Source LLC
Chambersburg PA
CBHW080332270326
41927CB00014B/3183
* 9 7 8 0 8 8 8 6 8 5 1 6 2 *